新　要点チェック

歯科技工士国家試験対策

新出題基準準拠

2

歯・口腔の構造と機能

口腔・顎顔面解剖学，顎口腔機能学

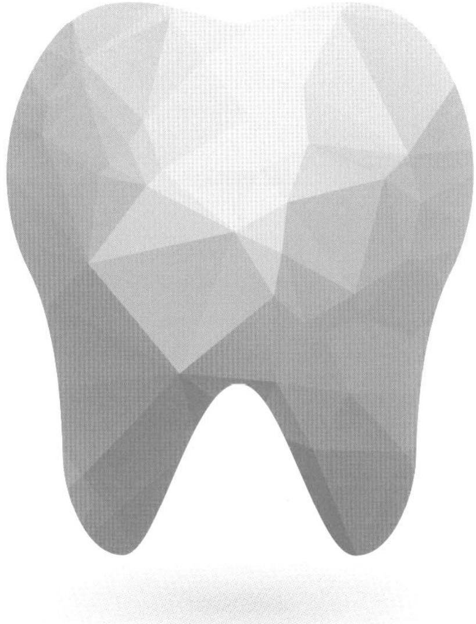

医歯薬出版株式会社

関西北陸地区歯科技工士学校連絡協議会

京都歯科医療技術専門学校
大阪大学歯学部附属歯科技工士学校
大阪歯科大学医療保健学部口腔工学科
新大阪歯科技工士専門学校
東洋医療専門学校
日本歯科学院専門学校
富山歯科総合学院

科目担当編集委員（2023年1月現在，五十音順）

○口腔・顎顔面解剖学
杉田　順弘（主担）
岩佐　美穂
小長光　均
中塚美智子
松崎　　舞
渡邊　飛鳥

○顎口腔機能学
藤田　　暁（主担）
伊東　香織
三宅　晃子

序

2015年までの歯科技工士国家試験は厚生労働省から各都道府県に事務委託され，都道府県単位で実施されていたが，歯科技工士法の一部改正により，2016年から全国統一国家試験となりました．それまでの経緯を思い返してみると，歯科技工関係者にとって非常に感慨深いものだと思います．関係者各位のご尽力に，改めて深甚なる感謝の意を表します．

これから国家試験を受験される方にとっては，「全国統一」歯科技工士国家試験は当たり前のことのように感じられるかもしれませんが，そこに達するまでに長い時間を必要としたことを忘れてはなりません．

さらに，2019年からは教育の大綱化が行われ，またこれまでの時間制から単位制に移行しました．これによって，各学校において学校独自のカリキュラムが導入されています．

本書は，2020年度の歯科技工士国家試験から適用される新出題基準に対応できるように，1986年からの「注解歯科技工士国家試験問題集（第1版～第4版）」，1999年からの「新編　注解歯科技工士国家試験問題集（第1版～第2版）」，2012年からの「新　注解歯科技工士国家試験問題集」，そして2016年からの「要点チェック」シリーズの内容を一新して刊行するものです．これまでのシリーズの優れた点を継承し，さらに改善を加えて，国家試験対策はもちろん，日々の学習においても知識の整理ができるように配慮を施しました．また，付録の赤シートで文字を隠せるようにすることで，より効率的な学習が可能となるようにしました．

今後も時代に合った内容の見直しや改訂を行い，少しでも本書が学生や国家試験受験生の役に立つことを期待してやみません．

2020年4月

関西北陸地区歯科技工士学校連絡協議会
会長　作田　　守

科目担当編集委員（口腔・顎顔面解剖学）
杉田　順弘（主担）
岩佐　美穂，小長光　均
中塚美智子，吉田早智子
渡邊　飛鳥

科目担当編集委員（顎口腔機能学）
藤田　　暁（主担）
伊東　香織，三宅　晃子

1．「知識の整理と重要事項」の利用の仕方

本問題集は歯科技工士国家試験対策を効率よく行えるよう，「2019年版　歯科技工士国家試験出題基準」に基づき全体の構成を考えてある．基本的に，各章のタイトルは出題基準の大項目，大見出し（例：**A 基準平面**）は出題基準の中項目，中見出し（例:**1．咬合平面**）は出題基準の小項目に対応している．したがって，本問題集に取り組むことで，国家試験の出題範囲をひととおりマスターすることができる．

文章中，図表中の重要な語句については，付属の赤シートをかぶせることで消えるような色になっている．重要事項の確認に活用いただきたい．

2．「一問一答」の利用の仕方

問題文中の重要語句と解答は赤シートで消える色とした．ページの左側と右側のそれぞれを赤シートで隠すことで，両方向から問題に取り組むことをおすすめする．

（例）**問**　外力を取り去っても，永久ひずみが残る性質は　　**答**　塑性

（解答を隠した場合）

外力を取り去っても，永久ひずみが残る性質は　→　（　？　）

（問題文を隠した場合）

塑性とは　→　外力を取り去っても，（　？　）が残る性質

3．チェック項目リスト（索引）の活用

重要項目については巻末のチェック項目リストで自己点検ができるようチェック欄（□）を設けた．試験直前の重要項目の再点検に活用してほしい．

目 次

※1〜9章は教本「口腔・顎顔面解剖学」，10〜15章と付章は教本「顎口腔機能学」の内容に対応しています．

第1章 歯の概説

知識の整理と重要事項

A 定　義

歯髄は軟組織からできている．

1．歯の構造

ヒトの歯はエナメル質，象牙質，セメント質といったリン酸カルシウムを主成分とする硬組織からなる．内部には歯髄がある．歯は，歯槽骨の中に歯根膜を介して植立し，周囲を歯肉に囲まれている．

2．歯の生物学的特性

1）硬　さ

歯は動物の諸器官のうちで最も硬く，エナメル質はモース硬度計で6～7°で，水晶に相当する硬さをもつ．象牙質はモース硬度計で5～6°で，長石に相当する硬さをもつ．セメント質はモース硬度計で4～5°で，骨よりもやや硬い．

2）形　態

歯の原形は，単純扁平な三角錐または円錐形であり，このような歯の形態は 単錐歯（haplodont）という．また，歯の存在部位が異なっても，どの歯も似た形をしているものを同形歯性という．一方，哺乳類では，切歯は食物を捕える働き，犬歯は食物をかみ切る働き，小臼歯は食物をかみ砕く働き，大臼歯は食物を磨りつぶす働きをするため，これらの機能を反映して歯に多様な結節や隆線が現れ，歯の形が部位によって異なる．これを異形歯性という．

3）生　歯

歯が発生して生えてくることを生歯という．最初のものが第一生歯であり，次いで第二生歯，第三生歯などとよぶ．

（1）多生歯性

生涯に幾度も生え代わるものをいう．魚類，両生類，爬虫類にみられる．

（2）二生歯性

一度だけ生え代わるものをいう．ヒトの代生歯は二生歯性である．

(3) 一生歯性

一度生えると再度生え代わらないものをいう．ヒトの加生歯は一生歯性である．

(4) 代生歯

ヒトの歯の前歯，小臼歯のように，乳歯が脱落し，その後に生え代わった歯をいう．

(5) 加生歯

ヒトの歯の大臼歯のように，乳歯列の後方にあとから生えてきて生え代わることがない歯をいう．

3．歯の性状

1) 真　歯

石灰化組織である**象牙質**が存在する歯．ヒトの歯は**真歯**である．

2) 角質歯

歯とよく似た構造であるが，石灰化組織ではなく表皮が角化したもの．ヤツメウナギにみられる．

3) 皮　歯

サメの皮膚に存在する，歯とほぼ同じ構造をもつ器官．歯の起源は鱗《うろこ》であるといわれている．

B 外形と内形

歯冠はエナメル質，歯根はセメント質で覆われて，その内部は**歯冠**，**歯根**とも象牙質で構成され，その中心部に歯髄腔がある．歯髄腔には歯髄という軟組織がある（**図1-1**）．

1．歯の外形

1) 歯　冠

エナメル質で覆われている部分をいう．

2) 歯　根

セメント質で包まれている部分をいう．

3) 歯　頸

歯冠と歯根との移行部をいう．歯頸におけるエナメル質とセメント質との境界線を**歯頸線**といい（**図1-2**），隣接面では歯冠に向かって彎曲し（近心面のほうが遠心面より彎曲が強い），頬側面，舌側面では歯根に向かって彎曲している．切歯，犬歯では歯頸線の彎曲が強く，小臼歯，大臼歯では彎曲が弱い．

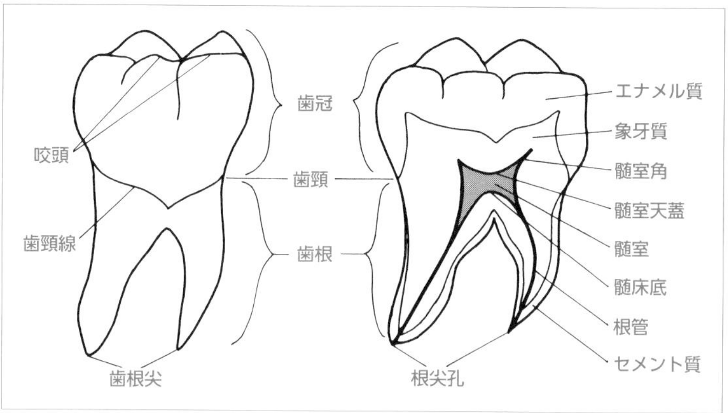

図1-1　**歯の外形（左）と内形（右）**

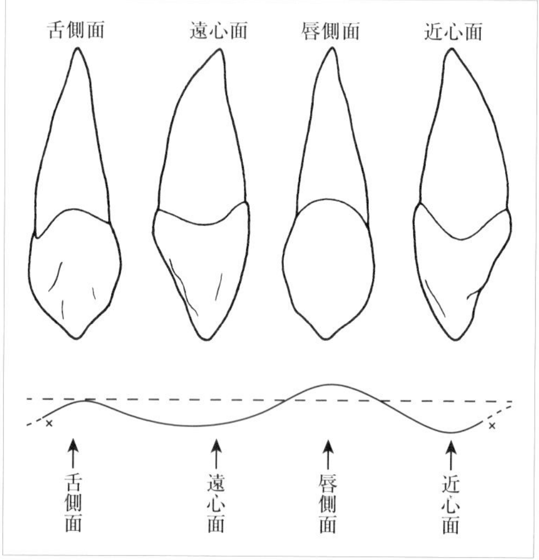

図1-2　**歯頸線（上顎右側犬歯）**

下図は，歯頸部に円筒状の紙を巻き，歯頸線を写して広げたもの．左の×点と右の×点は同一の点を表している．

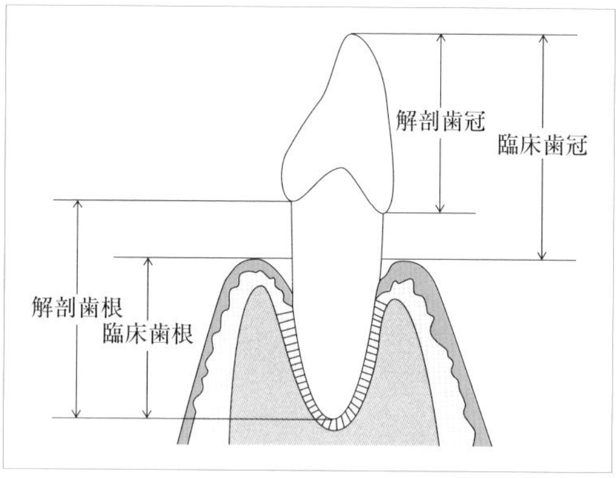

図1-3　**解剖歯冠と臨床歯冠**

2. 解剖的外形と臨床的外形（図1-3）

解剖歯冠と解剖歯根は，歯頸線を境界とし，変化しない．

臨床歯冠と臨床歯根は，口腔内での歯肉縁の位置を基準とし，変化する．

たとえば，加齢により歯肉が退縮すると，臨床歯冠は長くなり，臨床歯根は短くなる．

3. 歯髄腔

歯髄腔の形は歯の外形とよく似ている．髄室と根管に分かれている（図1-4）．

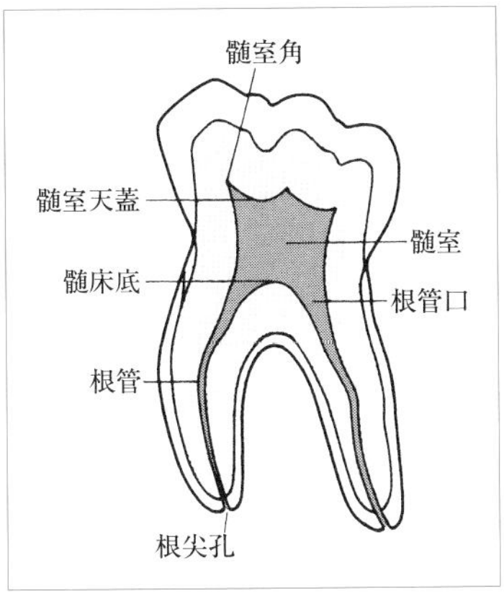

図1-4　**歯髄腔の形態**

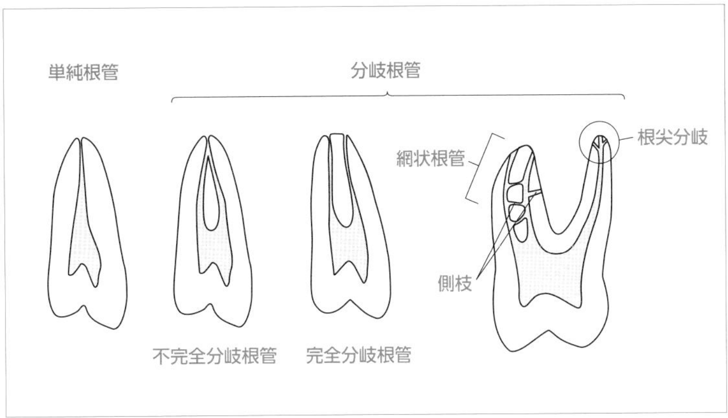

図1-5　**根管の種類**

1）髄　室

歯冠側を占める広い部分で，位置は歯冠よりも歯根側にずれている．最も広い部位はおよそ歯頸の高さに一致している．

（1）髄室角

各咬頭に対して突出した部分をいう．

（2）髄室天蓋

髄室を取り巻く象牙質壁のうち，咬合面に対する壁をいう．

（3）髄床底（髄室床底）

髄室天蓋に対向する壁をいう．

2）根　管

髄室の続きとして歯根内にある細長い部分をいう．歯根の外形に似ている．2根以上の場合，髄室から根管へは根管口を経て移行する．根尖には歯髄に出入りする血管や神経が通る根尖孔がある．

根管は，その途中で分岐がみられるかどうかにより，単純根管と分岐根管に分けられる（図1-5）．

（1）単純根管

根管の形が歯根の外形に似ており，歯根の数と根管の数が一致する．

（2）分岐根管

根管の途中で分岐がみられるものをいう．

① 完全分岐根管：1本の歯根の中で，根管がほぼ同じ大きさで2管に分かれ，別々の根尖孔として開口する場合

② 不完全分岐根管：髄室からは2根管として分かれるが，根尖付近で合流して単根管となる場合

③ 側枝：主たる根管からほぼ直角に細い根管が分岐する場合

④ 根尖分岐：根尖部で根管が分岐すること

⑤ 網状根管：根尖部で多数の側枝が認められ，根管が網状になる場合

C 歯の種類と名称

1. 永久歯と乳歯

1) 永久歯

ヒトの永久歯は全部で32本あり，切歯，犬歯，小臼歯，大臼歯の4種類ある．

切歯と犬歯を合わせて前歯，小臼歯と大臼歯を合わせて臼歯とよぶ．

(1) 切歯

上下顎の左右側に2本ずつ，計8本ある．シャベルまたはノミ状の形態をしている．正中に近いものから，中切歯，側切歯（あるいは第一切歯，第二切歯）とよぶ．

(2) 犬歯

切歯に続く歯で，上下顎の左右側に1本ずつ，計4本ある．槍の穂状で，歯冠の先端が尖っているので尖頭歯ともいう．

(3) 小臼歯

上下顎の左右側に2本ずつ，計8本ある．犬歯に近いものから，第一小臼歯，第二小臼歯とよぶ．舌側の咬頭が発達し2咬頭になることから，双頭歯ともよばれる．

(4) 大臼歯

上下顎の左右側に3本ずつ，計12本ある．小臼歯に近いものから，第一大臼歯，第二大臼歯，第三大臼歯とよぶ．

大臼歯はその萌出時期から，第一大臼歯を6歳臼歯，第二大臼歯を12歳臼歯，第三大臼歯を親知らず（あるいは智歯）とよぶ．

2) 乳　歯

乳歯は全部で20本あり，乳切歯，乳犬歯，乳臼歯の3種類ある．生後8～9か月頃から生え始め，約2～3年で完成する．

(1) 乳切歯

上下顎左右側の正中から2本ずつ，計8本ある．正中に近いものから，乳中切歯，乳側切歯（あるいは第一乳切歯，第二乳切歯）とよばれる．

(2) 乳犬歯

乳切歯の後方の歯で，上下顎左右側に1本ずつ，計4本ある．

(3) 乳臼歯

乳犬歯の後方にある．上下顎左右側に2本ずつ，計8本あり，第一乳臼歯と第二乳臼歯とよばれる．小臼歯と生え代わる．

小児の口腔内は歯の萌出状態によって分類され，無歯期→乳歯萌出期→乳歯列期→混合歯列期→永久歯列期の順に変化する．脱落歯である乳歯が正常よりも早期に喪失すると，永久歯列に乱れを生じ，咬合に悪影響を与える．

D 歯の記号と歯式

1．歯の記号

1）ラテン語の頭文字を用いる方法

ラテン語の頭文字を用いて，永久歯は**大文字**で，乳歯は**小文字**で表す方法である（**表1-1**）．

2）Zsigmondy's System

数字と線の組合せで表す方法で，数字が歯種，線（正中線，咬合線）が上下左右を表す（**図1-6**）．

3）FDI System

国際歯科連盟が定めた方式で，歯種と位置を2桁の数字で表示するものである．十の位の数字で植立位置を示し，一の位の数字で歯種を示す．永久歯では十の位の数字が1～4（1が**上顎右側**，2が**上顎左側**，3が**下顎左側**，4が**下顎右側**）となり，一の位の数字はZsigmondy's Systemと同じであ

表1-1　歯の記号とラテン語

歯種	ラテン語	永久歯	乳　歯
切　歯	Incisivus	I	i
犬　歯	Caninus	C	c
小臼歯	Premolaris	P	mまたはp
大臼歯	Molaris	M	

1　中切歯
2　側切歯
3　犬歯
4　第一小臼歯
5　第二小臼歯
6　第一大臼歯
7　第二大臼歯
8　第三大臼歯

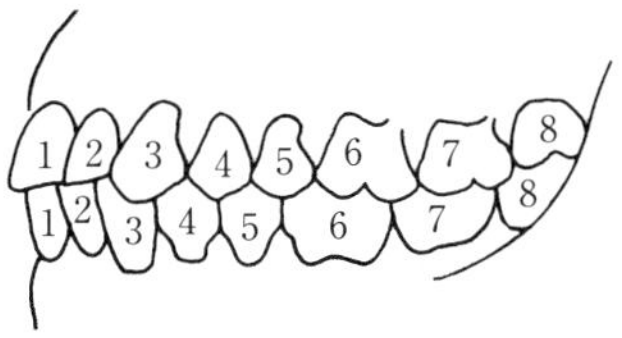

	右側								左側								
上顎	8	7	6	5	4	3	2	1	1	2	3	4	5	6	7	8	咬合線
下顎	8	7	6	5	4	3	2	1	1	2	3	4	5	6	7	8	

正中線

図1-6　数字を使って表す方法（Zsigmondy's System）
正中線で左右の区別，咬合線で上下顎の区別を示す

る．乳歯では十の位の数字の5～8が永久歯の1～4に相当する．

2. 歯　式

歯の記号を使って，動物の歯の歯種とその数を記したものをいう．歯種，数は左右対称なので，片側だけの歯数を書く．

1）ヒトの永久歯

$$I\frac{2}{2}C\frac{1}{1}P\frac{2}{2}M\frac{3}{3}=32$$

2）ヒトの乳歯

$$i\frac{2}{2}c\frac{1}{1}m\frac{2}{2}=20$$

E 歯の用語

1. 方向を表す用語（図1-7）

1）唇　側

切歯および犬歯の口腔前庭に面した側をいう．

2）頬　側

小・大臼歯の頬に面した側をいう．

3）舌　側（口腔側）

下顎の唇・頬側の反対側をいう．

4）口蓋側（口腔側）

上顎の口蓋に面している側をいう（上顎でも「舌側」ということが多い）．

5）近心側

正中部に近い側をいう．

6）遠心側

正中部に遠い側をいう．

7）歯冠側

歯冠に近づく側をいう．

8）歯根側

歯根に近づく側をいう．

2. 歯の部位を表す用語（図1-8）

1）歯　面

（1）前歯（4面）

近心面，遠心面，唇側面，舌側面（上顎では口蓋側面ということもある）がある．

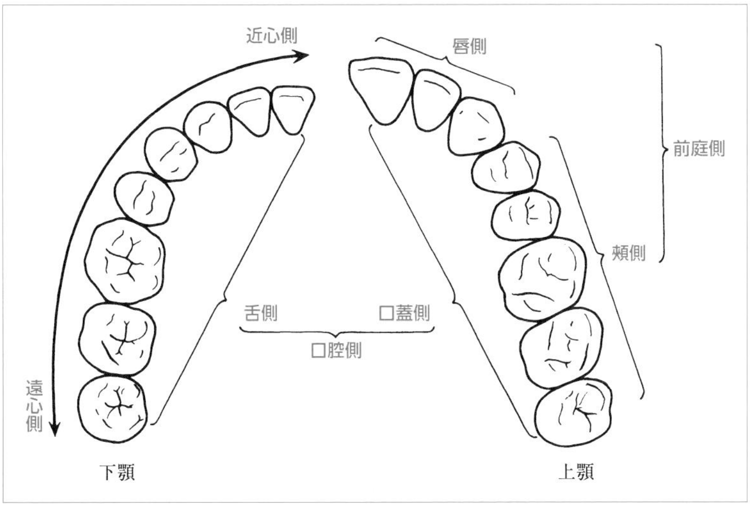

図1-7　方向用語

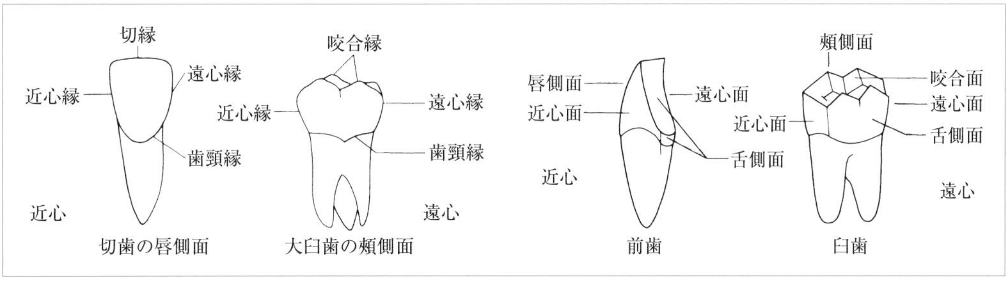

図1-8　歯の形の用語

(2) 臼歯（5面）

近心面，遠心面，頬側面，舌側面（上顎では口蓋側面ということもある），咬合面（咀嚼面）がある．

隣接する歯と接している近心面，遠心面のことを隣接面（接触面）ともいう．

2) 辺縁または縁

面の境をなすところをいう．

3) 隅　角

2面がなす角を線角，3面がなす角を点角といい，合わせて隅角という．面から面への曲がり角である．

4) 咬　頭

臼歯咬合面における結節状の隆起部をいう．

5) 尖　頭

犬歯切縁にみられる三角状に隆起した突出部をいう．

6）結　節

咬頭より小さい隆起部をいう．

7）隆　線

各歯面における堤状の隆起をいう．

8）歯　帯

歯冠歯頸部を帯状に取り巻く隆起をいう．臼歯結節，基底結節は歯帯に由来する．

9）接触点

近心面および遠心面の突出した部分で，隣接歯と接触するところをいう．

10）溝

① 裂溝：特に深い溝

② 三角溝：三角隆線と辺縁隆線によって形成される溝

③ 副溝：副隆線の出現により認められる浅い溝

④ 付加溝：主な溝から出る不規則な浅い溝

11）窩

方形や三角形の限局したくぼみをいう．

12）小　窩

溝と溝が合したところか，溝の末端部にできる点状のくぼみをいう．

13）頂　窩

咬頭頂や切縁に認められる小窩

14）周波条

歯冠をほぼ水平に取り巻くように走る凹凸で，エナメル質の成長線である．

F　歯の形の概説

歯は歯種によってその形態が異なるので，歯の鑑別の必要が生じる．

1．歯種の鑑別

歯種は歯冠形態の特徴の共通点によって鑑別できる．切歯は切縁が平坦で単根，犬歯は尖頭をもつ単根，小臼歯は2咬頭を有し，大臼歯は多咬頭多根性の歯である．

1）切　歯

切歯には，歯列の近心側にある中切歯と，その遠心に位置する側切歯がある．歯の形は上・下顎で異なり，上顎のものは舌側面窩の形がシャベル状，下顎のものはノミ状を呈する．切縁はほぼ水平に走り，歯根は単根である．

2) 犬　歯

犬歯は側切歯の遠心側の歯で，その切縁には**尖頭**があり，根は単根である．

3) 小臼歯

小臼歯は犬歯の遠心側の歯で，近心側の第一小臼歯とその遠心の第二小臼歯に区別される．小臼歯は頰側と舌側とにそれぞれの咬頭がみられる2咬頭性の歯であるが，下顎第二小臼歯には3咬頭性のものもみられる．小臼歯の**舌側咬頭**は**頰側咬頭**よりも常に低い．歯根は一般に単根性であるが，**上顎第一小臼歯**の約半数は2根性である．

4) 大臼歯

大臼歯は近心側から第一大臼歯，第二大臼歯，第三大臼歯に区別され，多咬頭多根性の歯である．

上・下顎の第一大臼歯にそれぞれ4咬頭3根性，5咬頭2根性の基本形態が保存されており，それより遠心の大臼歯は退化的な傾向を示すものがある．その1つが主咬頭数の減少である．

大臼歯の退化的な徴候は，歯冠では全体が丸みを帯び，固有咬合面自体が減少する．歯根では癒合とその数の減少がみられる．しだいに歯は縮小し，消失の運命をたどる．縮小した大臼歯でも，上・下顎大臼歯それぞれの面影がみられる．

2. 上下の鑑別

上下顎の鑑別は歯冠の形態によって容易に決定される（**表1-2〜6**）．

表1-2　中切歯の上下顎の鑑別

	上　顎	下　顎
歯　冠	幅が広い	細長い
歯　根	円錐状	扁平
	断面は三角形	断面は長楕円
舌側面	辺縁隆線，基底結節がよく発達	辺縁隆線，基底結節の発達不足

表1-3　側切歯の上下顎の鑑別

	上　顎	下　顎
唇側面	膨隆が強い	膨隆が弱い
	丸みがある	角ばっている
外　観	ふくらみがある	やせ形
隣接面観	直線的	なだらかな円弧

表1-4　犬歯の上下顎の鑑別

	上　顎	下　顎
近遠心的圧平度	弱　い	強　い
歯　冠	短く広い	長くて狭い
舌側面	よく発達	発達不足
切縁のなす角	鋭　い	鈍　い
切縁の長さ	長　い	短　い
大きさ	大きい	小さい
歯　根	太く長い	細く長い
歯頸部の狭窄	強い	弱い

表1-5　小臼歯の上下顎の鑑別

	上　顎	下　顎
大きさ	第一 ＞ 第二	第一 ＜ 第二
咬合面	卵形または楕円形	扇形または方形
溝	対称的なH字形	非対称的でS字形またはH・U・Y字形
咬　頭	2咬頭性	頬・舌側咬頭の高さの差が大きい
	頬・舌側咬頭の高さの差はあまりない	第二小臼歯は3咬頭のときもある
	輪郭はW字形	
歯　根	近遠心的に圧平	圧平度が少ない
	第一　2根（約50%）	第一　1根
	第二　1根	第二　1根

表1-6　大臼歯の上下顎の鑑別

	上　顎	下　顎
咬合面	菱形，平行四辺形	長方形，方形
溝	H字形	Y字形，X字形，＋形
咬　頭	3～4咬頭	4～5咬頭
歯　根	頬側が2根，舌側が1根の3根	近心と遠心の2根
カラベリー結節	みられることもある	なし

3. 順位の鑑別

順位決定は困難であるが，歯が咬耗していないときは判別がつく（**表1-7～16**）．

表1-7　上顎切歯の鑑別

	中切歯	側切歯
大きさ	大きい	小さい
切　縁	直線的で水平	曲線的で傾斜
歯頸部	移行している	くびれが強い
舌側面	辺縁隆線，棘突起が著明	辺縁隆線が丸く，盲孔が著明
	舌側面窩浅い	舌側面窩深い
根の断面	三角形に近い	卵円形

表1-8　下顎切歯の鑑別

	中切歯	側切歯
大きさ	小さい	大きい
切　縁	水平に走る	遠心に傾斜
	歯根唇舌軸と直交	歯根唇舌軸と斜交
歯　冠	対称的	非対称的

表1-9　上顎小臼歯の鑑別

	第一小臼歯	第二小臼歯
咬合面	非対称形	対称形
	逆の彎曲徴	彎曲徴が不明瞭
	卵円形	長円形
咬頭間差	大きい	小さい
歯　根	半数が2根	1根
結　節	介在結節がある	介在結節がほとんどない

表1-10　下顎小臼歯の鑑別

	第一小臼歯	第二小臼歯
大きさ	小さい	大きい
頬側面	犬歯に似る	大臼歯に似る
咬合面	扇形	方形
咬　頭	頬側咬頭は高く，舌側咬頭は低い	頬・舌側咬頭の差があまりない
	2咬頭	副咬頭がある
		2～3咬頭

表1-11　上顎大臼歯の鑑別

	第一大臼歯	第二大臼歯	第三大臼歯
大きさ	大きい	中位	小さい
咬　頭	4咬頭	4咬頭	3咬頭
歯　根	3根 離開強い	3根 離開弱い	癒合して退化傾向
咬合面	菱形	近遠心的に圧縮，菱形	第二大臼歯よりも強い圧縮
固有咬合面	平行四辺形	平行四辺形，三角形	三角形
カラベリー結節	有	無	無
頬側面溝	ほぼ中央	遠心に偏位	遠心に大きく偏位
舌側面溝	歯根に延長	歯根に延長していない	なし

咬合縁の傾斜は後方へと次第に大きくなる．
頬側面の歯頸線の傾斜も後方へと次第に大きくなる．

表1-12　上顎の各大臼歯の咬頭数の変化

	4咬頭	3咬頭	退化型
第一大臼歯	97%	3%	0%
第二大臼歯	90	10	0
第三大臼歯	37	42	21

退化型とは咬頭が癒合または分離してその数を数えることの不可能なもの，なお第二・第三大臼歯の4咬頭のもののなかにはそれぞれ30%および24%の不完全型すなわち3咬頭への移行型を含んでいる．

表1-13　上顎大臼歯の歯根数の変化

	4　根	3　根	2　根	1　根
第一大臼歯	0%	100%	0%	0%
第二大臼歯	1	64	20	16
第三大臼歯	5	18	20	55

2根が根長の3/4以上にわたって癒合しているものは1根に数えてある．

（表1-12，13は，藤田恒太郎ほか：歯の解剖学．第21版，金原出版，東京，1976．より）

表1-14　下顎大臼歯の鑑別

	第一大臼歯	第二大臼歯	第三大臼歯
大きさ	大きい	中位	小さい
咬合面	長方形	方形	方形
咬頭	5咬頭	4咬頭	4～5咬頭
咬合面の溝	Y字形	＋形	X字形
歯　根	2根 離開が強い	2根 離開が弱い 樋状根	不正 癒合している

表1-15　下顎大臼歯の咬頭数の変化

	4咬頭	5咬頭	6咬頭
第一大臼歯	5%	77%	18%
第二大臼歯	51	40	9
第三大臼歯	39	52	9

表1-16　下顎大臼歯の歯根数の変化

	3　根	2　根	1　根
第一大臼歯	20%	80%	0%
第二大臼歯	0	70	30
第三大臼歯	11	59	30

第三大臼歯では根尖が一部癒着しても外観的に明らかに3根を区別しうるものは3根性に数えてある．

（表1-15，16は，藤田恒太郎ほか：歯の解剖学．第21版，金原出版，東京，1976．より）

4. 左右の鑑別

左右の鑑別は三大徴候で歯の近遠心を求め，次に形態の特徴から頬舌側を決め，鑑別を行う．

1）ミュールライター（Mühlreiter）の三表徴

（1）隅角徴

歯冠を唇側面（頬側面）から見たとき，近心隅角と遠心隅角との間に現れる角度の差．近心隅角は鋭く，遠心隅角は鈍い（図1-9）．

上顎側切歯，犬歯，大臼歯で著明であるが，下顎中切歯，上下小臼歯では不明瞭である．

（2）彎曲徴

歯冠を切縁または咬合面からみたとき，唇側面（頬側面）と隣接面との移行部の彎曲度が，近心側では大きく，遠心側では小さい（図1-10）．

ただし，上顎第一小臼歯は彎曲徴が反対である．

（3）歯根徴

歯を唇側面（頬側面）からみたとき，歯根が遠心に傾斜している．また，切縁もしくは咬合縁に対して歯根の長軸がつくる角度が直角でなく，近心側では鈍角，遠心側では鋭角をなす（図1-11）．

側切歯，大臼歯，上顎犬歯では著明であるが，特に下顎中切歯は不明瞭である．

2）コーエン（Cohen）の歯面徴

歯の三表徴以外に歯面徴がある．歯の遠心面は膨隆が強いために，隣接面は近心面のほうが遠心面よりも大きい．

3）歯の左右の鑑別

（1）上顎中切歯

表1-17のとおりである．

表1-17　上顎中切歯の左右の鑑別

	近　　心	遠　　心
隅角	鋭い	鈍い
縁	直線的	曲線的
	膨隆度が小	膨隆度が大
辺縁隆線	直線的で鋭い	曲線的で丸い
基底結節	遠心に偏っている	
彎曲徴	著明でない	
歯根	遠心に傾斜している	

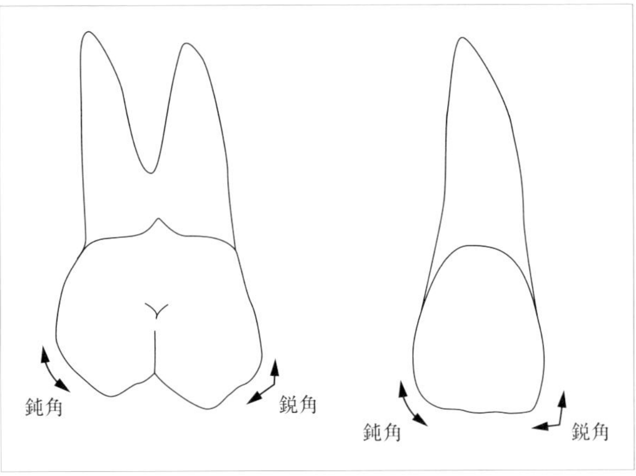

図1-9　隅角徴

上顎右側を唇側，頬側からみた図で近心は鋭角，遠心は鈍角になる．

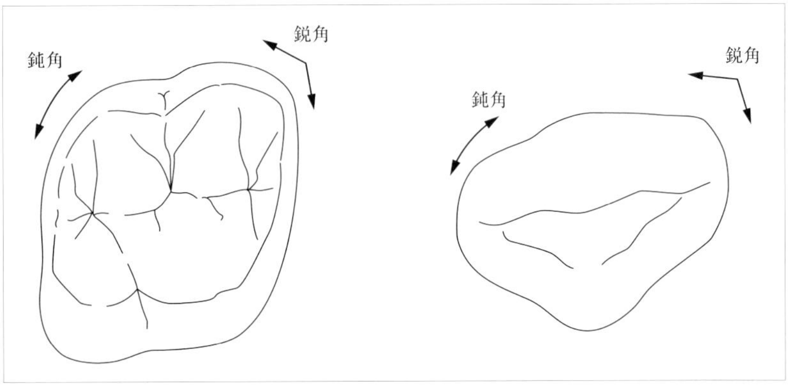

図1-10　彎曲徴

上顎右側の歯を切縁，咬合面からみた図

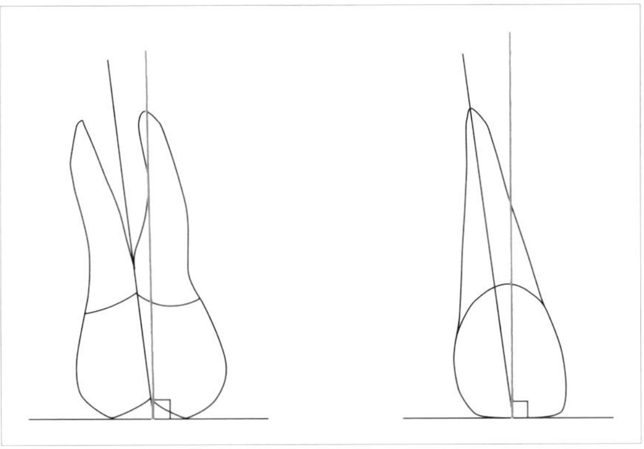

図1-11　歯根徴

赤線は切縁と直角に交わり，黒線は歯の歯軸である．

(2) 上顎側切歯

隅角徴，歯根徴，彎曲徴が著明である．

(3) 下顎中切歯

① 切縁は水平であるが，わずかに遠心傾斜している．

② 歯根の近心面に縦の隆線がある．

③ 根尖が遠心に少し傾斜している．

④ 三表徴は不明瞭だが，わずかに遠心隅角が鈍角である．

(4) 下顎側切歯

① 切縁が水平でなく，遠心側に傾斜しているので隅角徴が著明である．

② 唇側面が遠心側で舌側のほうへ傾斜しているので彎曲徴が著明である．

③ 舌側面の辺縁隆線は近心が遠心よりも膨隆の位置が切縁寄りで，細くて，小さい．

(5) 上顎犬歯

隅角徴，歯根徴，彎曲徴が著明である（**表1-18**）．

表1-18　上顎犬歯の左右の鑑別

	近　心	遠　心
切縁の長さ	短い	長い
隅　角	鋭角で高い	鈍角で低い
隣接面	大きい	小さい

(6) 下顎犬歯

上顎と同様で三表徴も著明である．

(7) 上顎第一小臼歯

① 彎曲徴，隅角徴が他の歯と逆である．

② 舌側咬頭頂が近心側にある．

③ 歯根の近心面が遠心面より著しく縦にくぼんでいる．

④ 近心側には介在結節がある．

⑤ 咬合面の隣接面の輪郭が，近心では中央部で折れて凹彎しているが，遠心では直線的か，多少凸彎している．

(8) 上顎第二小臼歯

① 舌側咬頭頂が近心側にある（第一小臼歯ほどではない）．

② 近心の隣接面の高さは遠心よりも高い．

③ 根尖は大多数が遠心側に曲がっている．

④ 根の隣接面上の溝は，第一小臼歯と反対で遠心面が近心面より発達している．

⑤ 咬合縁は頰側面において近心が短い．

(9) 下顎第一小臼歯

① 咬合面からみると，歯冠の近心半部より遠心半部のほうが発達している．
② 頬側咬頭の咬合縁は，近心が短く，遠心が長い．
③ 近心辺縁隆線が遠心辺縁隆線より高い．
④ 近心小窩は遠心小窩より高位にある．
⑤ 歯根の近心面上の中央部より舌側に1本の縦の隆線がある．

(10) 下顎第二小臼歯

① 歯冠の近心半部より遠心半部が発達していて，遠心舌側隅角が最も鋭く突出している．
② 舌側の主咬頭は近心にあって高く，副咬頭は遠心にあって低い．
③ 歯根の近心面はほぼ平坦であるが，遠心面には縦溝がある．

(11) 上顎大臼歯

① 遠心側の大臼歯ほど彎曲徴，隅角徴，歯根徴が顕著になる．
② 近心舌側咬頭が大きく，遠心舌側咬頭が小さい．
③ 咬合縁は近心から遠心に向かって傾斜している．
④ カラベリー結節が近心舌側咬頭の舌側にある．

(12) 下顎大臼歯

① 遠心側の大臼歯ほど隅角徴，歯根徴が顕著になる．
② 咬合面からみると，近心縁は直線的で，遠心縁は曲線的である．
③ 遠心咬頭が最小で頬側の遠心側に存在する．
④ 2根のときは近心根のほうが遠心根より幅が広い．また，3根のときは，この根（遠心舌側根）があるほうが遠心である．

G 歯の植立様式

動物の種類によって，歯の形態だけではなく，顎骨への植立様式も異なる．植立様式には以下のような種類がある．

① **線維性結合**（サメ，エイ）：顎軟骨の上に膠原線維をもって付着
② **蝶番性結合**（アンコウ，タラ）：歯の一部が顎骨の上に弾性線維でもって保持される．
③ **骨性結合**（魚類，両生類，爬虫類）：歯足骨とよばれる組織によって顎骨の上に付着している．
④ **釘植**（ヒト，哺乳類）：顎骨の歯槽の中に歯根が入り込んでいる．シャーピー線維からなる歯根膜があり歯根と歯槽壁を結んでいる．

一問一答

A 定義

問1 ヒトの歯を構成する硬組織は

答1 エナメル質，セメント質，象牙質

問2 答1のうち歯周組織を構成しているのは

答2 セメント質

解説 セメント質，歯根膜，歯槽骨，歯肉を総称して歯周組織という．

問3 答1のうち最も硬い組織は

答3 エナメル質

問4 歯髄腔を取り巻き，歯の構成組織の主体をなす硬組織は

答4 象牙質

問5 歯根の象牙質の表面を包む薄い硬組織は

答5 セメント質

問6 単純扁平な三角錐または円錐の歯で，歯の原形とされる形態は

答6 単錐歯

問7 同形歯とは

答7 歯の存在部位が異なっても，どの歯もお互いに似た形をしており，歯種の区別がないこと

問8 異形歯とは

答8 機能を反映して歯に多様な結節や隆線が現れ，歯の形が顎の部位によって異なること

問9 生歯とは

答9 同一部位に歯が発生して生えてくること

問10 第一生歯とは

答10 最初に発生して生えてくる歯

問11 多生歯性とは

答11 生涯に何度も歯が生え代わること

問12 代生歯とは

答12 乳歯が脱落した部位に萌出する歯

問13 二生歯性とは

答13 乳歯が脱落した後に代生歯が一度だけ生え代わること

問14 一生歯性とは

答14 歯が一度生えると再度生え代わることのないこと

問**15** ヒトの歯は真歯と角質歯のどちらか

答**15** 真歯

> **解説** 角質歯は円口類のヤツメウナギやスナヤツメの口腔にみられる.

問**16** 皮歯とは

答**16** サメの皮膚にみられる，歯とほぼ同じ構造をもった器官．歯の起源といわれる

問**17** エナメル質，象牙質，セメント質のモース硬度は

答**17** エナメル質：6〜7°
象牙質：5〜6°
セメント質：4〜5°

> **解説** エナメル質は水晶とほぼ同じ硬さ，象牙質は長石とほぼ同じ硬さ．セメント質は骨よりやや硬い.

問**18** 歯の生物学的特徴は

答**18**
①身体で最も硬い
②（二次的に破壊されない限り）歯冠形態は変化しない
③動物種に特有の形態をもつ
④動物の組織の進化のなかで，歯の構造変化はきわめて緩やかで，規則的である
⑤歯の形成は胎生6週間頃，非常に早い時期に開始する
⑥多くの動物で生え代わる機構をもつ

B 外形と内形

問**19** 歯冠とは

答**19** エナメル質に覆われ，歯の機能を担う部分

問**20** 歯根とは

答**20** セメント質に覆われ，歯を支持する部分

問**21** 歯冠と歯根の境界線は

答**21** 歯頸線

問**22** 答**21**の周囲のくびれている部分は

答**22** 歯頸

問**23** 臨床歯冠とは

答**23** 生体において，歯肉より外に現れ口腔内に露出している部分

問**24** 臨床歯根とは

答**24** 生体において，歯周組織に埋まって外からは見えない部分

問**25** 解剖歯冠とは

答**25** 解剖学でいう歯冠（エナメル質で覆われた部分）

問**26** 解剖歯根とは

答**26** 解剖学でいう歯根（セメント質で覆われた部分）

問**27** 歯の萌出直後は臨床歯冠と解剖歯冠のどちらが長いか

答**27** 解剖歯冠

問**28** 下図の①～④のうち，年齢や疾患によって変化し，かつ口腔内で観察できるのはどれか

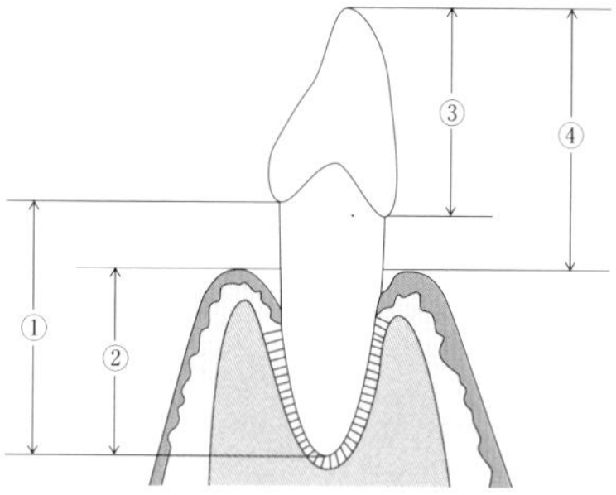

答**28** ④

解説 図の①は解剖歯根，②は臨床歯根，③は解剖歯冠，④は臨床歯冠を示している．このうち，年齢や疾患によって変化するのは歯肉縁の位置を基準とする②と④である．②は歯肉に覆われているため口腔内では観察できない．

問**29** 硬組織に囲まれ，歯の外形に類似した空隙は

答**29** 歯髄腔

問**30** 答**29**の中を満たす疎性結合組織は

答**30** 歯髄

問**31** 犬歯の切縁にみられる三角形状に隆起した突出部は

答**31** 尖頭

問**32** 前歯の歯冠舌側面で，歯頸線上にみられる隆起は

答**32** 基底結節

問**33** 臼歯の咬合面にある結節状の隆起部は

答**33** 咬頭

問**34** 根尖とは

答**34** 歯根の先端

問**35** 根尖孔とは

答**35** 根尖に存在する小さな孔

解説 歯髄に分布する神経，血管などの交通路となる．

問 **36** 複根歯や多根歯の場合，それぞれの歯根は歯冠からただちに別々に分岐するのではなく，歯頸部のところでは常に融合している．この部分を何というか

答 **36** 根幹

問 **37** 歯根の分岐点が歯頸線に近接している下顎大臼歯では，エナメル質が根管に向かって突出し，歯頸線はややV字状の屈曲を示す．この突出が特に著明な場合を何というか

答 **37** 根間突起（エナメル突起）

問 **38** 歯髄腔の歯冠に相当する部分は

答 **38** 髄室

問 **39** 答**38**の天井，すなわち咬合面に相対する上壁は

答 **39** 髄室天蓋

問 **40** 切縁，尖頭や咬頭に一致して，髄室天蓋より突出した部分は

答 **40** 髄室角

問 **41** 複根性の歯や，単根性でも2根管性の歯の髄室には，上壁に対して下壁がある．この下壁のことを何というか

答 **41** 髄床底

問 **42** 根管とは

答 **42** 歯髄腔の歯根に相当する部分

問 **43** 髄室から根管への移行部は

答 **43** 根管口

問 **44** 根管の形が歯根の外形に似ており，その数も歯根の数と一致する場合は

答 **44** 単純根管

問 **45** 根管が歯根内で途中で分かれている場合は

答 **45** 分岐根管

問 **46** 答**45**のうち，ほぼ同じ大きさの2管に分かれ，それぞれ別々の根尖孔として開口する場合は

答 **46** 完全分岐根管

問 **47** 答**45**のうち，2根管に分かれたものが根尖の近くで合流して1本となり，そのまま1個の根尖孔として開口する場合は

答 **47** 不完全分岐根管

問 **48** 根尖分岐とは

答 **48** 根尖部セメント質の中で分岐する場合

問 **49** 側枝とは

答 **49** 主根管からほぼ直角に分岐するもの

問50 網状根管とは

答50 分岐根管において，側枝などが多数現れて網状となったもの

C 歯の種類と名称

問51 切歯とは

答51 各歯列の最前部にある2本ずつの歯

問52 切歯の形状は

答52 シャベルまたはノミ状

問53 切歯のうち正中線から遠いものをなんというか

答53 側切歯

問54 切歯に続く1本ずつの歯で，全体として槍の穂状をしているのは

答54 犬歯

問55 尖頭歯とは

答55 犬歯の別称

問56 小臼歯とは

答56 犬歯に続く2本ずつの歯

問57 小臼歯の咬頭数は

答57 2咬頭（頬側咬頭と舌側咬頭）

問58 双頭歯とは

答58 小臼歯の別称

> **解説** 小臼歯は頬側，舌側に1つずつの咬頭をもつことから，このようによばれる．

問59 大臼歯とは

答59 小臼歯に続く3本ずつの歯

問60 大臼歯のうち最も前方に位置するのは

答60 第一大臼歯

問61 前歯とは

答61 切歯と犬歯

問62 前歯の咀嚼器官としての役割は

答62 食物を適当な大きさにかみ切る

問63 前歯のもうひとつの重要な役割は

答63 口を開いたり，笑ったりするときに見えるため，審美的な要素を有している

問64 臼歯とは

答64 小臼歯と大臼歯

問65 臼歯のもつ咀嚼機能は

答65 食物をかみ砕き，すりつぶす

問66 ヒトの乳歯は何本か

答66 20本

問67 乳歯の歯種は

答67 乳切歯（2対），乳犬歯（1対），乳臼歯（2対）

問68 乳歯の別名は

答68 脱落歯

解説 乳歯は最初に生える第一生歯の歯であり，第二生歯である代生歯と交代して脱落するため，脱落歯ともいう．

問69 ヒトの永久歯は何本か

答69 32本

問70 永久歯のうち代生歯なのは

答70 切歯，犬歯，小臼歯

問71 永久歯のうち加生歯なのは

答71 大臼歯

問72 代生歯とは

答72 乳歯が脱落した部位に萌出する歯．後継歯ともよばれる

問73 加生歯とは

答73 乳歯列の後方に萌出する歯

D 歯の記号と歯式

問74 歯の記号とは

答74 歯の種類と位置を表すためのもの

問75 乳歯に用いるラテン名は

答75 アルファベットの小文字を用いる

乳前歯：i

乳犬歯：c

乳臼歯：mまたはp

問76 永久歯に用いるラテン名は

答76 アルファベットの大文字を用いる

切歯：I

犬歯：C

小臼歯：P

大臼歯：M

問77 Zsigmondy's Systemの永久歯表示は

答77 上下顎を4分割し，1から8までの数字で表す

問 **78**　Zsigmondy's Systemの乳歯表示は

答 **78**　上下顎を4分割し，AからEまでのアルファベットの大文字で表す

問 **79**　Zsigmondy's Systemで⌊3 は

答 **79**　上顎左側犬歯

問 **80**　Zsigmondy's Systemで⌈6 は

答 **80**　下顎左側第一大臼歯

問 **81**　Zsigmondy's Systemで 5⌋ は

答 **81**　上顎右側第二小臼歯

問 **82**　Zsigmondy's Systemで D⌋ は

答 **82**　上顎右側第一乳臼歯

問 **83**　FDI Systemで15は

答 **83**　上顎右側第二小臼歯

解説 FDI Systemは，十の位の数字が上下左右（1：上顎右側，2：上顎左側，3：下顎左側，4：下顎右側），一の位の数字が歯種（1：中切歯～8：第三大臼歯）を示している．

問 **84**　FDI Systemで33は

答 **84**　下顎左側犬歯

問 **85**　FDI Systemで42は

答 **85**　下顎右側側切歯

問 **86**　FDI Systemで75は

答 **86**　下顎左側第二乳臼歯

問 **87**　下図の歯列で欠損している歯をFDI Systemで表すと

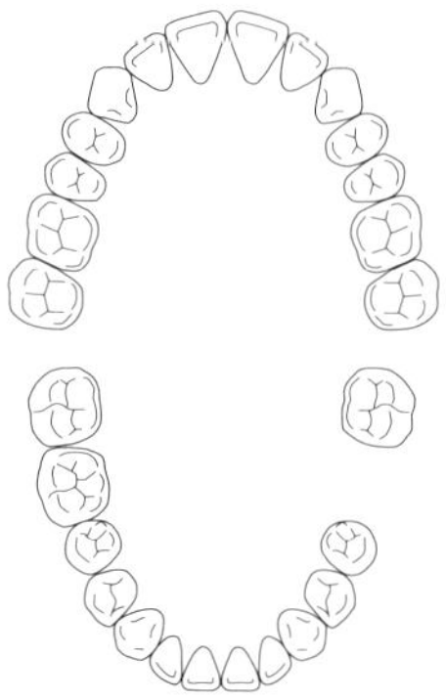

答 **87**　36

解説 欠損しているのは下顎左側第一大臼歯であり，FDI Systemでは36，Zsigmondy's Systemでは⌈6となる．

問 **88**　FDI Systemで下顎左側第二乳臼歯は

答 **88**　75

問 **89**　歯式とは

答 **89**　歯の記号を用いて，動物の歯の歯種とその数を記したもの

問 **90** ヒトの乳歯の歯式は

答 **90** $i\frac{2}{2}c\frac{1}{1}m\frac{2}{2}=20$

問 **91** ヒトの永久歯の歯式は

答 **91** $I\frac{2}{2}C\frac{1}{1}P\frac{2}{2}M\frac{3}{3}=32$

E 歯の用語

問 **92** 唇側とは

答 **92** 切歯および犬歯で口唇に向いている側

問 **93** 頰側とは

答 **93** 小臼歯および大臼歯で頰に向いている側

問 **94** 歯列弓と歯肉よりも外側で，口唇，頰粘膜によって境されている馬蹄形の空間は

答 **94** 口腔前庭

問 **95** 前庭側とは

答 **95** 唇側，頰側のこと

> **解説** 歯列弓の外側（口腔前庭の側）を向いていることから，唇・頰側のことを前庭側ということもある．

問 **96** 舌側とは

答 **96** 舌に向いている側

問 **97** 口腔側とは

答 **97** 舌側の別名

> **解説** 固有口腔のほうを向いているという意味で，このようによばれる．

問 **98** 口蓋側とは

答 **98** 上顎の口蓋に面している部位

問 **99** 近心側とは

答 **99** 歯列のなかで正中線に近づく方向

問 **100** 遠心側とは

答 **100** 歯列のなかで正中線から遠ざかる方向

問 **101** 歯冠側とは

答 **101** 歯冠に近づく方向

問 **102** 歯根側とは

答 **102** 歯根に近づく方向

問 **103** 切縁側とは

答 **103** 前歯歯冠部の2点を比較する場合に，切縁に近い側

問 **104** 歯頸側とは

答 **104** 歯冠部の2点を比較する場合に，歯頸部に近い側

問 **105** 咬頭側とは

答 **105** 臼歯において咬頭に近づく側

問 **106** 唇側面とは

答 **106** 切歯および犬歯において口唇に向いている面

問 **107** 頬側面とは

答 **107** 臼歯において頬を向いている面

問 **108** 舌側面とは

答 **108** 舌を向いている面

> **解説** 上顎の場合には口蓋側面ともいう．

問 **109** 近心面とは

答 **109** 歯の近心にある面

問 **110** 遠心面とは

答 **110** 歯の遠心にある面

問 **111** 咬合面とは

答 **111** 臼歯において，上下の顎を閉じたときに咬合して咀嚼の働きをする面

問 **112** 咬合面の別名は

答 **112** 咀嚼面

問 **113** 隣接面とは

答 **113** 隣接する歯と接触している近心面・遠心面のこと

> **解説** 近心面の場合は近心隣接面，遠心面の場合は遠心隣接面という．

問 **114** 辺縁（縁）とは

答 **114** 面の境をなすところ

問 **115** 線角とは

答 **115** 2つの面が交わる部位

問 **116** 点角とは

答 **116** 3つの面が合してつくる突出部

問 **117** 線角と点角を合わせて何というか

答 **117** 隅角

問 **118** 咬頭とは

答 **118** 臼歯の咬合面にある結節状の隆起部

問 **119** 尖頭とは

答 **119** 犬歯の切縁にみられる三角状に隆起した突出部

問 **120** 結節とは

答 **120** 歯冠表面の小さな突起で，通常は咬頭より小さい

問 **121** 隆線とは

答 **121** 歯面にみられる線状もしくは堤状の隆起

解説 切縁隆線，辺縁隆線，頬側面隆線や，咬頭頂から咬合面の中心部に向かう中心咬合面隆線，2つの中心咬合面隆線が連なる連合隆線などがある．

問 **122** 歯帯とは

答 **122** 歯冠歯頸部を取り巻く帯状の隆起

問 **123** 接触点とは

答 **123** 近心面および遠心面の側方に突出した部分で，隣接歯と接触する部位

問 **124** 溝とは

答 **124** 歯面にある長い線状の深いくぼみ

解説 隆線の間にあるものは浅く，咬頭の間にあるものは深い．

問 **125** 裂溝とは

答 **125** 溝が裂け目のように深くエナメル質に切れ込んでいるもの

問 **126** 三角溝とは

答 **126** 三角隆線と辺縁隆線によって形成される溝

問 **127** 副溝とは

答 **127** 副隆線の出現により認められる浅い溝

問 **128** 窩とは

答 **128** 方形や三角形の限局した大きなくぼみ

問 **129** 小窩とは

答 **129** 溝と溝が合したところや溝の末端部にできる点状のくぼみ

解説 小窩は自浄性，清掃性が悪いので，齲蝕の好発部位となる．

問 **130** 頂窩とは

答 **130** 咬頭頂や切縁に認められる小窩

問 **131** 周波条とは

答 **131** 歯冠をほぼ水平に取り巻くように走る線状の凹凸

解説 エナメル質の成長線の再表層部である．4章のp.63を参照.

F 歯の形の概説

問 **132** 歯種の鑑別とは

答 **132** 1本の歯を手に取ってみて，切歯，犬歯，小臼歯，大臼歯のどれであるかを決定すること

問 **133** 上下の鑑別とは

答 **133** 上顎の歯か下顎の歯かを決定すること

問 **134** 順位の鑑別とは

答 **134** 切歯群，小臼歯群，大臼歯群のうち何番目の歯であるかを決定すること

問 **135** 左右の鑑別とは

答 **135** 右側の歯か，左側の歯かを決定すること

問 **136** ミュールライター（Mühlreiter）の三表徴とは

答 **136** 近遠心を区別するための3つの特徴（隅角徴・彎曲徴・歯根徴）

問 **137** 隅角徴とは

答 **137** 歯冠を唇頬側面からみた場合，近心隅角は鋭角的に突出し，遠心隅角はこれより鈍角であるという特徴

問 **138** 彎曲徴とは

答 **138** 歯冠を切縁または咬合面からみた場合，唇頬側と近心の彎曲度は遠心のものよりも大きいという特徴

問 **139** 歯根徴とは

答 **139** 歯根は遠心側に傾斜するという特徴

問 **140** 歯面徴とは

答 **140** 歯冠の近心面の面積が遠心面より大きいという特徴

G 歯の植立様式

問 **141** ヒトの歯の植立様式は

答 **141** 釘植

解説 動物の歯の植立様式には，線維性結合，蝶番性結合，骨性結合，釘植の4種類がある．それぞれの説明は教本「口腔・顎顔面解剖学」p. 4～5を参照．

第2章 永久歯の形態

知識の整理と重要事項

A 切歯

1. 上顎中切歯（図2-1）

歯冠の大きさは切歯中最大で，特に近遠心径が大きい．

1）歯冠

（1）唇側面

① 外形はU字形．
② 切縁はほぼ水平で遠心がやや低い．
③ 切縁には3つの切縁結節が認められる．
④ 近心隅角の彎曲は遠心よりも強い（隅角徴）．
⑤ 近心縁は直線的，遠心縁は曲線的で，近心縁は遠心縁より長い．
⑥ 唇側面溝が2つあり，唇側面歯頸隆線（横走隆線）が2～3本ある．

（2）舌側面

① 外形はV字形．
② 辺縁隆線は近心が細く直線的，遠心が広く曲線的になっており，両辺縁隆線は歯頸部付近で基底結節をつくる．
③ 基底結節は遠心寄りに偏位しており，基底結節の近くには棘突起が認められることがある．

（3）隣接面

① 外形は二等辺三角形．
② 接触点は近心では切縁近くの唇側寄りにあり，遠心では切縁側約1/3の舌側寄りにある．
③ 全体的に豊隆しており，豊隆度は近心に比べて遠心がやや強い．

（4）切縁

① 近心隅角のほうが遠心隅角よりも鋭角である（彎曲徴）．
② 切縁結節が認められるが，咬耗によって消失する．

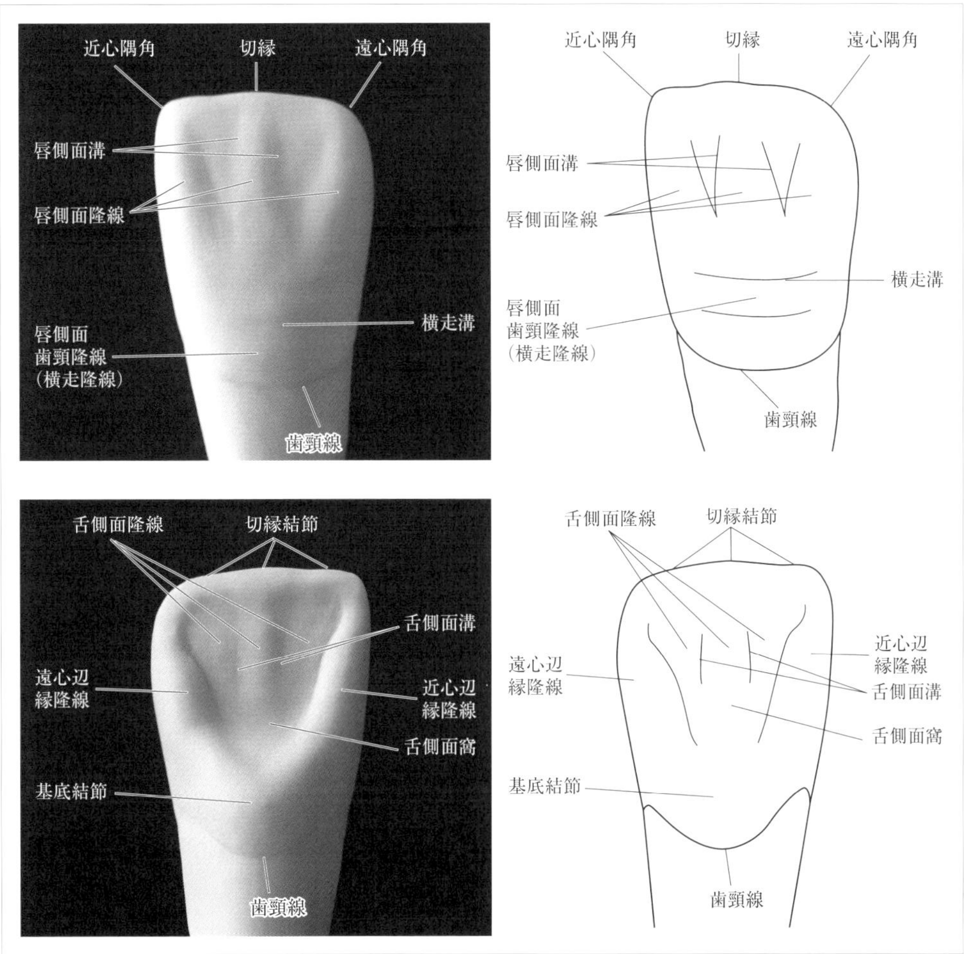

図 2-1　**上顎右側中切歯**

2）歯　根

① 円錐形の単根.

② 唇側面，近心舌側面，遠心舌側面の3面に区別される.

3）歯髄腔

歯の外形に一致し，単純根管である.

2. 上顎側切歯（図2-2）

中切歯に比べて退化し，小さくなる．退化傾向が強くなると，矮小歯，円筒歯，樽状歯，円錐歯などの異常形態を示すことが多い．

1）歯　冠

（1）唇側面

① 外形はV字形（へら形）．

② 切縁は中央部から遠心にかけて歯頸側（歯根側）寄りに傾斜している（近心半のほうが大きい）．

③ 切縁結節の発達が弱く，隅角は中切歯に比べて丸みが強い．

④ 隅角徴は上顎側切歯よりも顕著である．

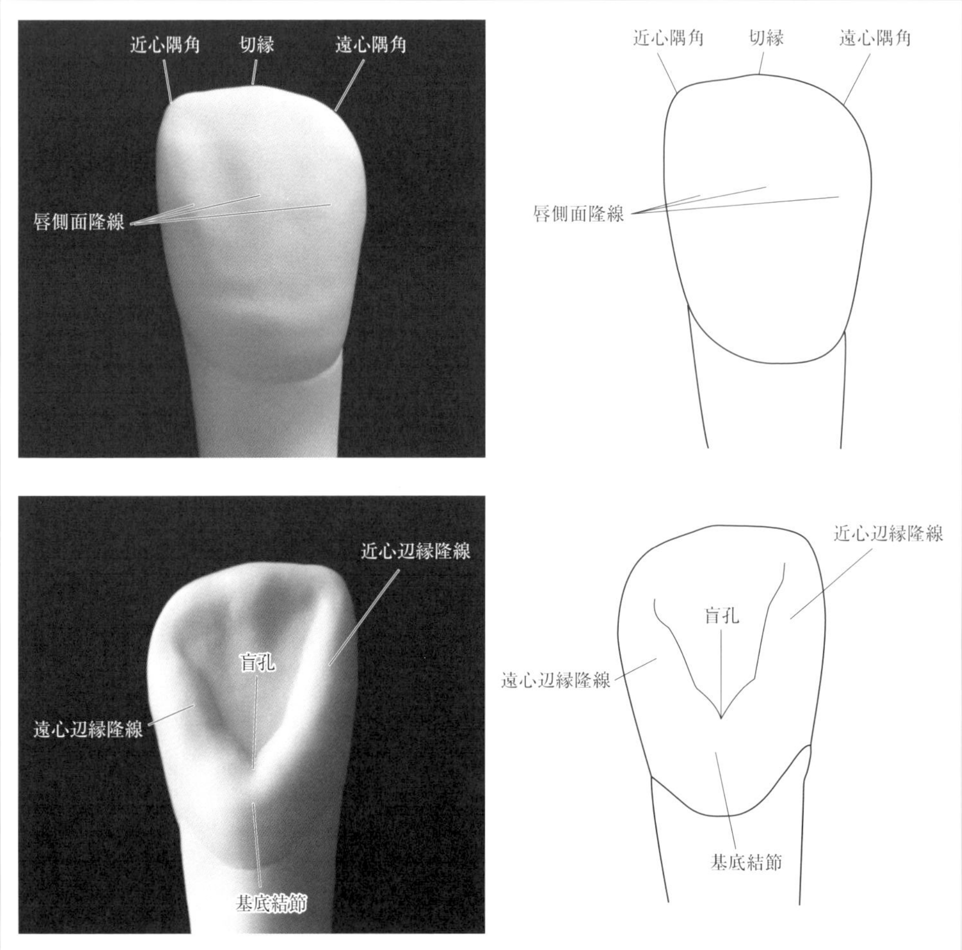

図2-2　上顎右側側切歯

(2) 舌側面

① 外形は不等辺三角形で辺縁隆線の幅が広い.

② 基底結節が発達し，**盲孔**（図2-3），**斜切痕**（図2-4）があることが多い.

(3) 隣接面

① 外形は中切歯と同様で，唇側への豊隆度は中切歯より強い.

② 近遠心面の高さの差が中切歯より大きい.

(4) 切縁

彎曲徴は上顎中切歯よりも顕著である.

2) 歯　根

円錐形で単根であり，根尖1/3は遠心に彎曲している.

3) 歯髄腔

単純根管である.

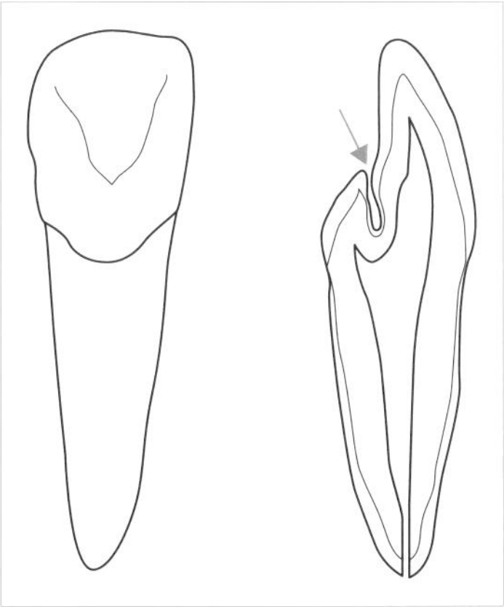

図2-3　**盲孔**
（全国歯科技工士教育協議会編：最新歯科技工士教本　口腔・顎顔面解剖学．医歯薬出版，東京，2016.）

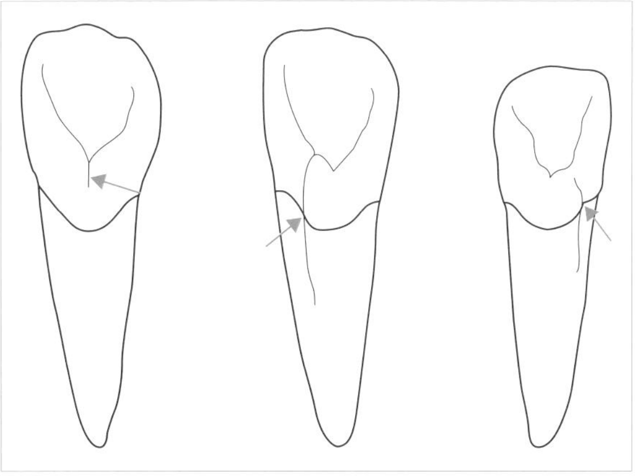

図2-4　**斜切痕**
（全国歯科技工士教育協議会編：最新歯科技工士教本　口腔・顎顔面解剖学．医歯薬出版，東京，2016.）

下顎中切歯は長軸に対して近心半，遠心半がほとんど同形・同大で左右対照的であるため，隅角徴および歯根徴はほとんど認められない．

3．下顎中切歯

歯冠の大きさは切歯中最小で，特に近遠心径が小さい．切縁からみると，切縁は唇舌軸に対して直交している（図2-5）．Mühlreiterの彎曲徴，隅角徴が不明瞭である．上顎第三大臼歯とこの歯だけが1歯対1歯の咬合関係である．

1）歯　冠

（1）唇側面

① 外形は細長いU字形でほぼ左右対称である．

② 切縁は水平で左右対称であり，切縁結節はほとんどみられない．

③ 切縁と歯根長軸が直交する．

④ 溝，隆線は不明瞭である．

（2）舌側面

① 外形は細長いU字形．

② 辺縁隆線，基底結節は発達していない．

（3）隣接面

① 外形は三角形．

② 近遠心面は同大同形である．

（4）切縁

近心半と遠心半がほぼ同形で，彎曲徴は不明瞭である．

2）歯　根

① 近遠心的に圧平されている．

② 近心面には中央部に縦に走る隆線（根面隆線），遠心面にはくぼんで浅い溝（根面溝）がある．これにより左右の鑑別が可能である．

3）歯髄腔

① 歯の外形にほぼ一致し，単純根管である．

② 近遠心的に圧平されている．

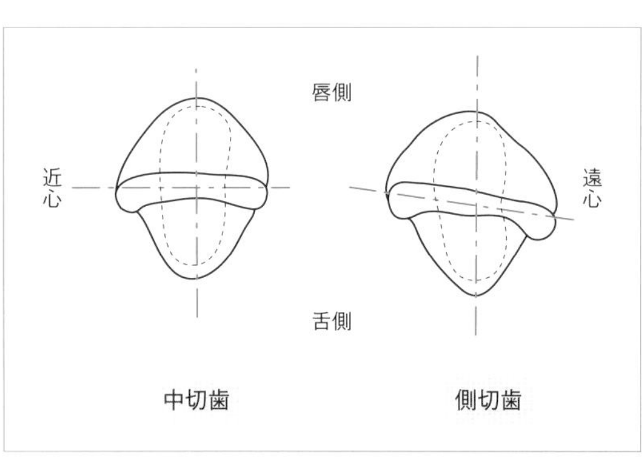

図2-5　下顎切歯を切縁からみたところ
（全国歯科技工士教育協議会編：新歯科技工士教本　歯の解剖学．医歯薬出版，東京，2007）

4. 下顎側切歯

下顎中切歯よりやや大きく，歯冠近遠心径の違いが明らかである．切縁からみると．切縁は唇舌軸に対して斜交している（図2-5）．

1）歯　冠

（1）唇側面

① 外形はU字形.

② 切縁は近心から遠心にかけて歯頸側（歯根側）寄りに傾斜している.

③ 隅角は，遠心は丸みを帯び，近心は鋭い．近心隅角が遠心隅角よりも上方にある.

④ 豊隆は遠心に比べて近心が強い.

⑤ 溝，隆線は不明瞭である.

（2）舌側面

① 外形は不等辺三角形.

② 辺縁隆線，基底結節はあまり発達していない.

③ 溝，隆線が不明瞭で，舌側面窩は浅い.

（3）隣接面

① 外形は下顎中切歯に似る.

② 近心面は高くて広く，遠心面は低くて狭い.

2）歯　根

① 近遠心的に圧平した単根.

② 近心面の中央部には縦に走る隆線（根面隆線）があり，遠心面には縦溝（根面溝）が多発する.

③ 唇側面からみて根尖の彎曲は，中切歯より遠心傾斜度が強い.

3）歯髄腔

ほぼ外形に一致した単純根管であるが，分岐根管もある．2根管が前歯中で一番多い.

B 犬　歯

1．上顎犬歯（図 2-6）

1）歯　冠

（1）唇側面

① 外形は五角形で，尖頭はやや近心寄りにある．

② 切縁は近心が短く，遠心は長い（遠心半のほうが大きい）．

③ 近心縁は直線的で長く，遠心縁は曲線的で短い．

④ 尖頭角は下顎犬歯よりも鋭角である．

⑤ 歯頸線の近くに唇側面歯頸隆線（横走隆線）がよくみられる．

▶**尖頭角**

犬歯の近心切縁と遠心切縁で形成される角のこと．

（2）舌側面

① 外形は菱形で唇側面より狭い．

② 基底結節，辺縁隆線，中央舌側面隆線がよく発達している．基底結節が発達したものを犬歯結節という．

（3）隣接面

① 外形は二等辺三角形で，尖頭は歯軸に対して唇側寄りにある．

② 唇舌径は歯頸側 1/3 が最大である．

③ 近心面は大きく平坦で，遠心面は小さく豊隆がある．

④ 歯頸線の彎曲は近心が強い．

（4）尖頭

近心半より遠心半のほうが広い．

2）歯　根

① 歯根長は全歯中最長．

② 外形は角のとれた三角錐．

③ 近遠心的に少し圧平されている．

3）歯髄腔

歯の外形に一致して単純根管である．

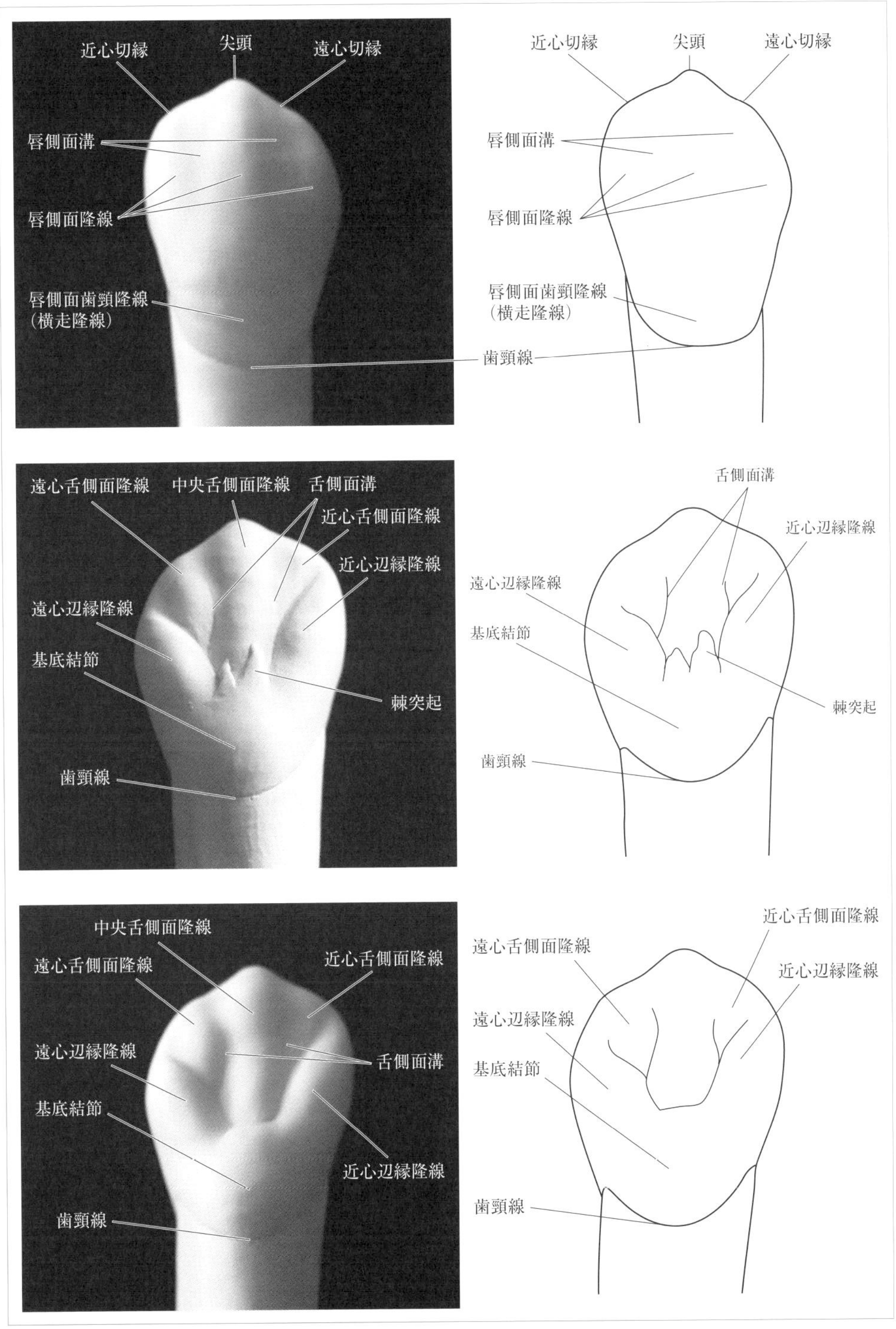
近心切縁
尖頭
遠心切縁
唇側面溝
唇側面隆線
唇側面歯頸隆線
（横走隆線）
歯頸線
近心切縁
尖頭
遠心切縁
唇側面溝
唇側面隆線
唇側面歯頸隆線
（横走隆線）
遠心舌側面隆線
中央舌側面隆線
舌側面溝
近心舌側面隆線
近心辺縁隆線
遠心辺縁隆線
基底結節
棘突起
歯頸線
舌側面溝
近心辺縁隆線
遠心辺縁隆線
基底結節
棘突起
歯頸線
中央舌側面隆線
遠心舌側面隆線
近心舌側面隆線
遠心辺縁隆線
舌側面溝
基底結節
近心辺縁隆線
歯頸線
近心舌側面隆線
遠心舌側面隆線
近心辺縁隆線
遠心辺縁隆線
基底結節
歯頸線

図 2-6　上顎右側犬歯

2. 下顎犬歯

1）歯　冠

（1）唇側面

① 外形は五角形で，細長く幅も狭い．

② 近心縁はまっすぐ歯根に移行するが，遠心縁は短く，外方に出て歯根との移行部は角度がつく．

③ 切縁は近心より遠心が**長い**．

④ 尖頭角は上顎犬歯より**鈍角**である．

（2）舌側面

① 外形は細長い菱形．

② **辺縁隆線**，**基底結節**は発達せず舌側面窩は浅いが，**中央舌側面隆線**が発達している．

（3）隣接面

① 外形は三角形で，尖頭はほぼ歯軸上にある．

② 近心面は平坦で歯頸部に浅いくぼみがある．

（4）尖頭

近心半より遠心半のほうが広いが，上顎犬歯ほどその差は大きくない．

2）歯　根

① 近遠心的に上顎より圧平されている．

② 唇側面は広く，舌側面は狭い．

3）歯髄腔

① 歯の外形に一致し，**単純根管**である．

② 髄室と根管には明瞭な境界がなく自然に移行する．

C 小臼歯

1．上顎第一小臼歯（図2-7）

1）歯　冠

（1）頬側面

① 外形は五角形．

② 咬合縁は，近心咬合縁は遠心咬合縁とほぼ同長かやや長い．

③ 近心隅角は遠心隅角よりも鈍角で丸く，歯頸側（歯根側）寄りにある（逆隅角徴）．

④ 頬側面隆線が走り，頬側面溝がある（発達が犬歯より悪い）．

（2）舌側面

① 外形は丸みをおびた五角形．

② 近心縁は遠心縁より短い．

③ 頬側面より，大きさ，高さともに小さい．

④ 舌側咬頭は近心に偏っている．

（3）隣接面

① 外形は台形．

② 近心面は狭く，高く，平坦で，遠心面は曲面的で広く（他の歯の歯面徴とは反対），低く，豊隆がある．

③ 舌側咬頭の高さは頬側咬頭の約85％程度である．

④ 最大豊隆部は頬側は歯頸側約1/3，舌側は頬側よりも上方にある．

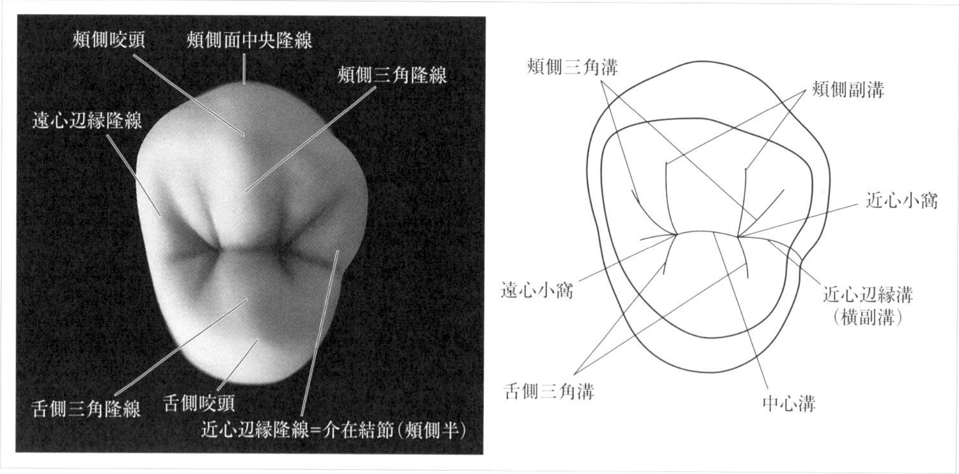

図2-7　上顎右側第一小臼歯

(4) 咬合面

① 外形は頬舌径が近遠心径より長い卵円形.

② 頬側縁は長くて突出(遠心頬側隅角は近心頬側隅角より頬側に突出する)し，舌側縁は短くて丸い．また，近心縁は「く」の字状に屈曲し，遠心縁はほぼ直線的である.

③ 近心頬側隅角は鈍角で，遠心頬側隅角は鋭い(逆彎曲徴).

④ 溝はH字形.

⑤ 中心溝が小窩を越えて辺縁隆線と直行する(辺縁溝＝横副溝).

⑥ 近心辺縁隆線にみられる小さい結節を介在結節といい，近心の頬側三角溝と辺縁溝が発達して辺縁隆線の上を乗り越えることでできる.

2) 歯　根

① 単根のものと頬舌側の2根に分岐しているものがあり，2根に分かれているものは約50%である．2根に分岐したとき，常に頬側根は舌側根より大きい.

② 近遠心的に圧平されている.

3) 歯髄腔

① 歯の外形に一致しており，近遠心的圧平度が強い.

② 歯根が2根のときは2根管で，単根のときも大部分は2根管(分岐根管)である.

2. 上顎第二小臼歯（図2-8）

1）歯　冠

（1）頬側面

① 外形は五角形で，頬側咬頭は近遠心的にほぼ中央にあり，第一小臼歯に比べて低い.

② 近・遠心縁は両方ともほぼ同長であるが，やや近心のほうが短い.

③ 近心隅角は遠心隅角よりやや鋭く，外形は第一小臼歯に比べて鈍円化している.

（2）舌側面

① 頬側面より少し小さい.

② 舌側咬頭は中央かやや近心にある.

（3）隣接面

① 外形は台形.

② 舌側咬頭の高さは頬側咬頭の約95％程度である.

③ 近心面は高く平坦で，遠心面は低く豊隆がある.

（4）咬合面

① 外形は丸みをおびた長円形で左右対称.

② 中心溝が短く，辺縁隆線の幅が大きい.

2）歯　根

① 近遠心的に圧平された単根である.

② 近心面，遠心面のいずれにも根面溝が認められるが，遠心面のほうが深く広い.

3）歯髄腔

2分する頻度が少なく，ほとんどが単純根管である.

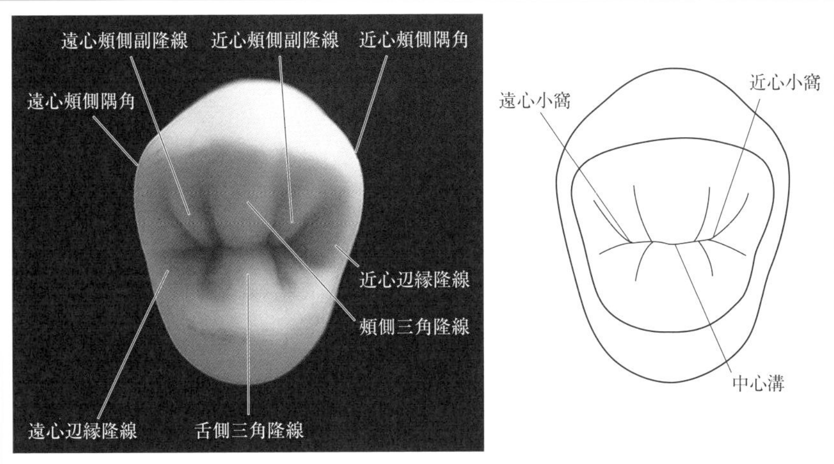

図2-8　上顎右側第二小臼歯

3. 下顎第一小臼歯（図2-9）

1）歯　冠

（1）頬側面

① 外形は五角形.

② 近心隅角は鋭角，遠心隅角は鈍角である.

③ 近心咬合縁は遠心咬合縁と同じかやや**短い**.

（2）舌側面

① 外形は五角形.

② 舌側咬頭は低く，近心に偏っている.

③ 近心咬合縁は短く高位にあり，遠心咬合縁は長く低位にある.

（3）隣接面

① 外形は不正四辺形.

② 頬側縁は舌側に強く傾斜し，舌側縁はほぼ垂直である.

③ 舌側咬頭の高さは頬側咬頭の約**2/3**である.

（4）咬合面

① 咬合面の外形は**扇状**で，舌側に著しく偏っている.

② 頬側咬頭は大きく，高く，鋭く，舌側傾斜しており，舌側咬頭は小さく，低く，鋭く，少々近心寄りにある.

③ 頬側三角隆線は著明で副隆線を伴い，舌側三角隆線は短く発達していない.

④ 近心辺縁隆線は短く，高い.

⑤ 中心溝は舌側寄りを近心頬側から遠心舌側へ走る.

⑥ 近心の窩は小さくて浅く，遠心の窩は大きく深い．舌側に偏る.

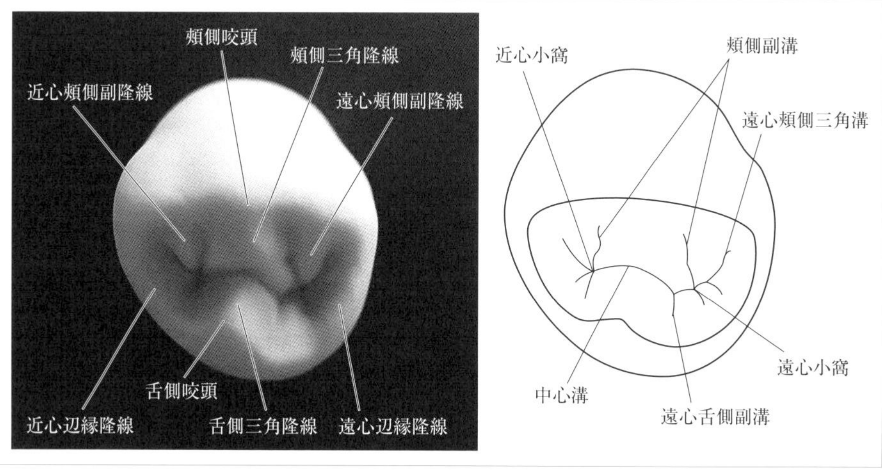

図2-9　下顎右側第一小臼歯

2) 歯　根

① 円錐形の単根で，両隣接面は平坦である．

② 近心面の舌側寄りには縦に走るかなり深い溝が出現することがある．

3) 歯髄腔

単純根管が多いが，約20％に分岐根管が認められる．

4. 下顎第二小臼歯（図2-10）

1) 歯　冠

(1) 頬側面

① 外形は不正五角形.

② 近心咬合縁は遠心咬合縁より短い.

(2) 舌側面

① 外形は方形で，下顎第一小臼歯に比べると幅が広い.

② 舌側咬頭が少し近心に偏る.

(3) 隣接面

① 外形は台形.

② 頬側縁は歯頸側1/3で突出，舌側縁は歯冠1/2で最も突出している.

(4) 咬合面

① 外形は角のとれた五角形あるいは正方形で，2〜3咬頭ある.

② 頬舌径，近遠心径とも下顎第一小臼歯より大きい.

③ 咬合面の発達は近心半より遠心半のほうが良好.

④ 中心溝は中央より舌側に寄っている.

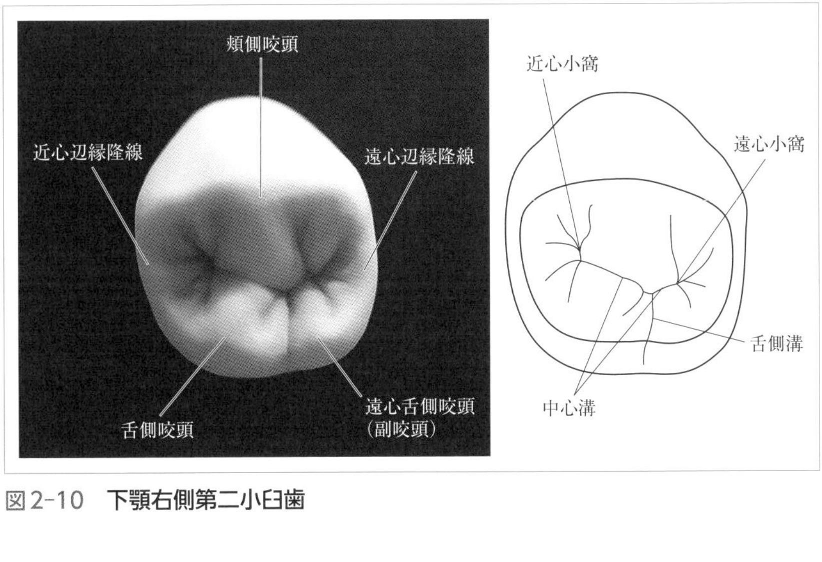

図2-10　下顎右側第二小臼歯

副咬頭の発達により，舌側が2咬頭化する場合がある．

⑤ 舌側咬頭の発達状態により，中心溝はU型，H型，Y型に分類される（図2-11）．

⑥ 咬合面の中心部に，中心結節が認められる場合がある．

2）歯　根

① 近遠心的な圧平の強い単根である．

② 近心面は平坦で，遠心面には縦溝が認められる．

3）歯髄腔

① ほとんど単純根管である．

② 髄室は下顎第一小臼歯よりやや広い．

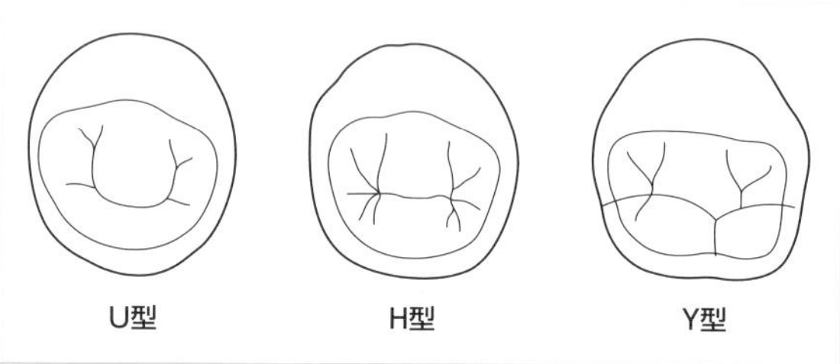

図2-11　下顎第二小臼歯の中心溝の形の変化

（全国歯科技工士教育協議会編：最新歯科技工士教本　口腔・顎顔面解剖学．医歯薬出版，東京，2016.）

D 大臼歯

1. 上顎第一大臼歯（図2-12）

1）歯　冠

（1）頰側面

① 外形は台形で，咬合縁はW字形.

② 近心縁は直線的で少し傾斜，遠心縁は曲線的で外方に突出している.

③ 近心頰側面隆線はよく発達しているが，遠心頰側面隆線は発達が弱い.

④ 咬合面の頰側溝から連続して頰側面溝となり，歯冠の1/2～2/3で頰側面小窩として終わる.

⑤ 歯頸部には頰側面歯頸隆線がみられ，中央には**根間突起**（エナメル突起）がみられる.

（2）舌側面

① 外形は丸みをおびた台形.

② 遠心舌側面溝は咬合縁の**遠心1/3～1/2**に始まり，まっすぐか，または少し近心に彎曲して走り，歯冠1/2か歯頸1/3で終わる.

（3）隣接面

① 外形は台形.

② 頰側縁は歯頸側1/3で豊隆し，舌側に向かって直線状に傾斜する. 舌側縁は中央部でやや豊隆し，頰側に傾斜する.

③ 近心面は平坦で広く，遠心面は丸く狭いが豊隆は大きい.

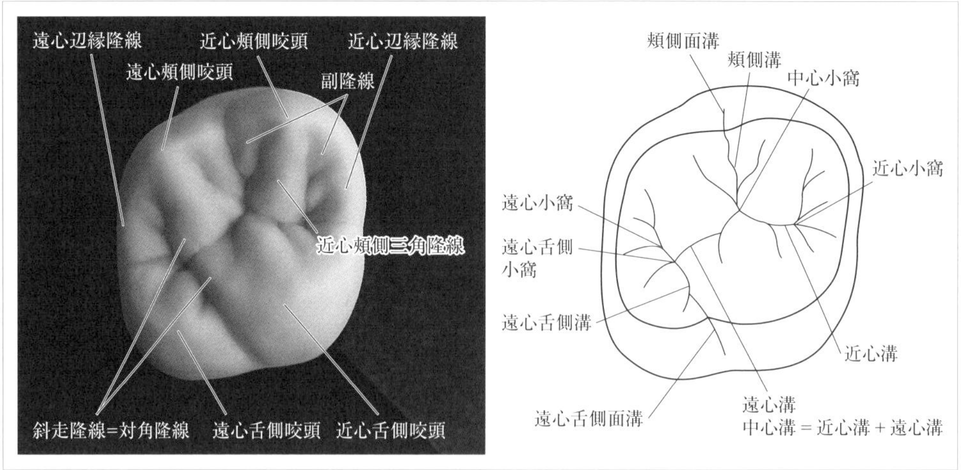

図2-12　上顎右側第一大臼歯

(4) 咬合面

①外形は角のとれた平行四辺形で，近遠心的に圧平している.

②近・遠心縁はほぼ直線で平行であり，頬・舌側縁はやや外方に彎曲している.

③遠心舌側咬頭が遠心側および舌側に張り出すように発達している.

④遠心半の発達がよいが，近心半との差は小さい.

⑤4つの咬頭をもち，近心舌側咬頭が最も大きく咬合面の約1/3の面積を占め，近心頬側咬頭，遠心頬側咬頭がほぼ同じで，遠心舌側咬頭が最も小さい.

⑥近心舌側咬頭の舌側にカラベリー結節がある.

⑦近心舌側咬頭の遠心副隆線と遠心頬側咬頭の遠心頬側三角隆線とが屋根状に続き，斜走隆線（対角隆線）を形成する.

⑧溝はH字形.

⑨近・遠心溝はときに辺縁隆線を乗り越えて隣接面にまで伸びることがある.

2) 歯　根

①頬側に2本（近心・遠心頬側根），舌側に1本（舌側根）ある.

②頬側根は近遠心的に圧平されており，舌側根は最大であり，頬舌的に圧平され円錐形である.

3) 歯髄腔

①髄室は歯冠の形に似て立方形であり，髄室角が各咬頭に対して突出している.

②根管は各根に1本ずつある.

2. 上顎第二大臼歯

1）歯　冠

（1）頬側面

① 外形は丸みをおびた台形.

② 咬合縁は近心から遠心にかけて歯頸側（歯根側）寄りに強く傾斜する.

③ 隅角は近・遠心ともに丸みをおびる.

（2）舌側面

① 2咬頭で，外形は丸みをおびた四辺形.

② 著しく遠心に傾斜している.

（3）隣接面

① 外形は台形で咬合縁が短い.

② 近心面は平坦で広く，遠心面は丸く狭い.

（4）咬合面

① 遠心舌側咬頭が退化または消失して，不等辺四角形または三角形となる.

② 近心頬側隅角は鋭く突出し，他の隅角は鈍角である.

③ 上顎第一大臼歯と同様に4咬頭.

④ 近心咬頭と遠心咬頭の高さの差が，上顎第一大臼歯よりも大きい.

⑤ 固有咬合面が上顎第一大臼歯よりも小さく，舌側に位置する.

2）歯　根

上顎第一大臼歯とほぼ同じである.

3）歯髄腔

上顎第一大臼歯とほぼ同じである.

3. 下顎第一大臼歯（図2-13）

1）歯　冠

（1）頬側面

① 外形は逆台形.

② 近心縁は直線的で外方に傾斜し，遠心縁は曲線的で外方に突出している.

③ 咬合縁は近心から遠心にかけて歯頸側（歯根側）に向かい傾斜している.

④ 近心頬側面隆線は発達し，プロトスタイリッドを伴う場合がある.

⑤ 咬合縁の中央より少し近心寄りから始まり歯冠1/2～1/3で頬側面小窩に終わる頬側面溝と，咬合縁の遠心側1/5に始まり歯冠1/3で消失する遠心頬側面溝がある.

（2）舌側面

① 外形は逆台形，咬合縁は軽度に遠心に傾斜する.

② 舌側咬頭は高くて鋭く，遠心咬頭は低い.

③ 舌側面溝は歯冠中央部1/2で消失する.

（3）隣接面

① 外形は台形で，咬合縁は軽度に頬側に傾く.

② 頬側縁は歯頸側1/3が突出して舌側に傾き（歯帯の発達による），舌側縁は中央部が最も突出するがほぼ垂直である.

③ 頬側咬頭は低くて丸く，舌側咬頭は高くて鋭い.

（4）咬合面

① 外形は角のとれた五角形.

② 頬側縁は長く外方に突出し，舌側縁は短くまっすぐである.

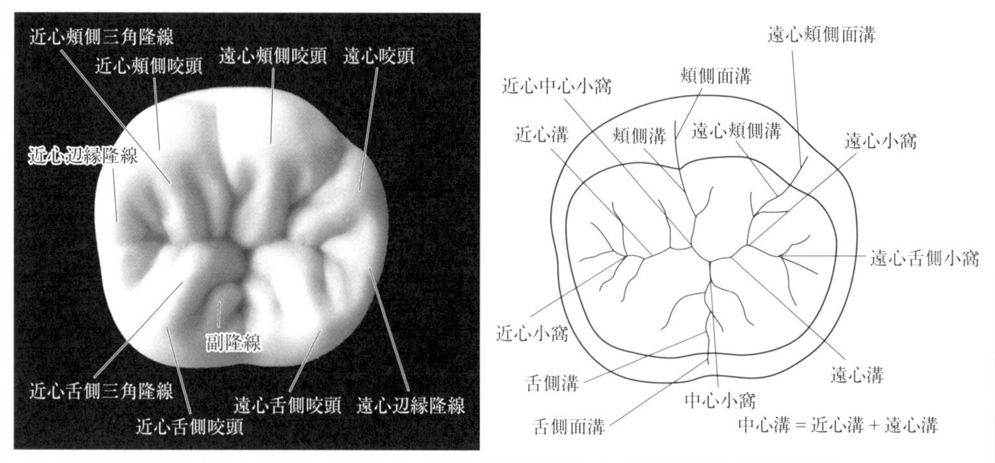

図2-13　**下顎右側第一大臼歯**

③ 近心縁は直線的，遠心縁は曲線的でわずかに突出している．

④ 歯冠が舌側に傾斜しているため，舌側面よりも頬側面が広くみえる．

⑤ 頬側隅角は鋭角，舌側隅角は鈍角である．

⑥ 咬頭の大きさは，近心頬側咬頭，近心舌側咬頭，遠心頬側咬頭，遠心舌側咬頭，遠心咬頭の順に小さくなる．

⑦ 近心辺縁隆線は高くて幅が広く，遠心辺縁隆線は低くあまり発達していない．

⑧ 溝は頬側溝，遠心頬側溝，舌側溝，近心溝，遠心溝の5つで，Y型，＋型，X型をつくる．このうちY_5型（5咬頭，Y型）が下顎大臼歯の基本形であり，ドリオピテクス型（ドリオピテクスパターン）とよばれている（図2-14）．

⑨ 舌側の主隆線は高くて太くて鋭い．特に近心舌側三角隆線が咬合面中央で中心溝に沿って遠心に伸びることがあり，屈曲隆線とよばれる．

⑩ 第六咬頭が，遠心咬頭と遠心舌側咬頭の間の遠心辺縁隆線上に出現する．

⑪ 第七咬頭が，近心舌側咬頭と遠心舌側咬頭の間に認められる．

永久歯の形態

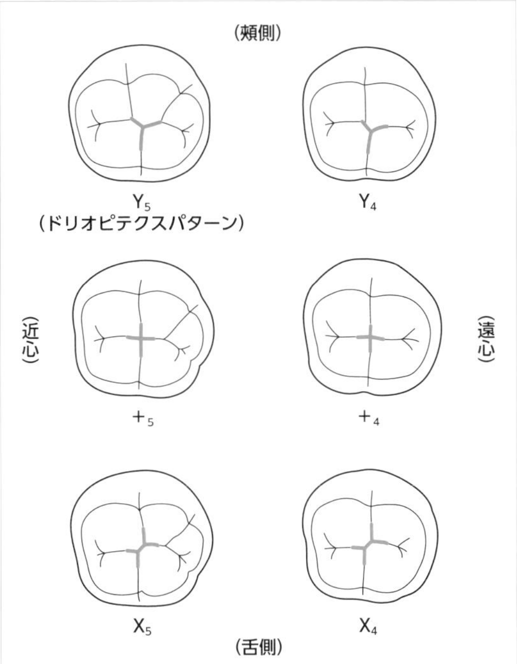

図2-14　下顎大臼歯の咬頭数と溝の走行による分類
（全国歯科技工士教育協議会編：口腔・顎顔面解剖学．医歯薬出版，東京，2016．）

2）歯　根

① 近心根，遠心根の2根で，近遠心的に圧平されている．

② ときに3根のものもあり，これは遠心根から舌側に遠心舌側根が突出する．

3）歯髄腔

① 髄室は立方形で，髄室角は舌側咬頭のものが他よりも高くて鋭い．髄室床は髄室に向かって突出している．

② 根管は3根管で，近心根に2本，遠心根に1本ある．

③ 3根性の歯は4根管ある．

4. 下顎第二大臼歯

1）歯　冠

（1）頬側面

① 外形は方形または逆台形．

② 咬合縁は近心から遠心にかけて歯頸側（歯根側）寄りに傾斜する．

③ 溝は浅くて短く，頬側面溝はほぼ中央に出現し，頬側面小窩として終わる．遠心頬側面溝は遠心咬頭が消失すれば認められない．

（2）舌側面

下顎第一大臼歯とほぼ同形であるが，遠心部は丸みをおびる．

（3）隣接面

① 外形は不等辺四辺形で，咬合縁は頬側咬頭と舌側咬頭の距離が短くなるため，短くなる．

② 頬側縁は歯頸側1/3で突出し，舌側に傾斜している．

③ 近心面は広く平坦，遠心面は狭く豊隆して，少し舌側に偏る．

（4）咬合面

① 外形は丸みをおびた長方形で，近心頬側隅角は直角に近い．

② 近心縁は直線的，遠心縁は曲線的．

③ 近心辺縁隆線は幅が広く，遠心辺縁隆線はしばしば欠如する．

④ 中心溝は4咬頭が一点で会するときは**＋型**を，近心頬側咬頭と遠心舌側咬頭が接触するときは**X型**を示す．5咬頭のときは**Y型**を示す．

2）歯　根

① 近心根と遠心根の2根である．

② 2根が頬側面で癒合して単根となったものを**樋状根**といい，断面が馬蹄形となっている．

3）歯髄腔

① 下顎第一大臼歯とほぼ同じで，髄室は歯冠外形に類似する．

② 根管は3根管で，近心根に2本，遠心根に1本ある．

一問一答

A 切歯

問 1 基底結節とは

答 1 前歯の歯冠舌側面で，歯頸線上にある膨隆

問 2 基底結節の近遠心的な位置は

答 2 やや遠心

問 3 切縁結節（マメロン）とは

答 3 萌出直後の切縁にみられる3つの隆起．数年で咬耗のため消失する

問 4 上下顎中切歯における切縁と歯根の唇舌軸との交わり方は

答 4 直交する

問 5 上下顎側切歯における切縁と歯根の唇舌軸との交わり方は

答 5 斜交する

問 6 基底結節から切縁に向かって舌側面窩に延びる1～3個の小さな突起は

答 6 棘突起

問 7 斜切痕とは

答 7 基底結節のほぼ中央，または辺縁隆線との境界部付近で舌側面窩から歯頸線に向かって斜めに経過する深い溝

問 8 斜切痕は中切歯と側切歯のどちらで多くみられるか

答 8 側切歯

解説 特に上顎側切歯の遠心側に多くみられる．

問 9 盲孔とは

答 9 舌側面窩と基底結節の移行部にみられる陥凹で，エナメル質が洞穴状に陥没したもの

問 10 盲孔は中切歯と側切歯のどちらで多くみられるか

答 10 側切歯

問 11 第三大臼歯に次いで退化傾向の強い歯は

答 11 上顎側切歯

B 犬歯

問12 犬歯隣接面観の長軸の位置は

答12 上顎犬歯：長軸は尖頭よりも舌側を通過する
下顎犬歯：長軸はほぼ尖頭の位置を通過する

問13 尖頭角の特徴は

答13 上顎犬歯：鋭角的
下顎犬歯：上顎犬歯よりも鈍角

問14 犬歯歯頸部の狭窄は

答14 上顎犬歯：強い
下顎犬歯：弱い

問15 犬歯結節がみられる部位は

答15 犬歯の舌側

問16 犬歯結節は何が異常に発達したものか

答16 基底結節

問17 隅角歯とは

答17 犬歯の別名

解説 犬歯が口角部付近に位置することからこのようによばれる．他に尖頭歯ともよばれる．

C 小臼歯

問18 双頭歯とは

答18 小臼歯の別名

問19 上顎小臼歯の溝の形は

答19 H型

問20 中心溝が近心小窩に終わることなく辺縁隆線を越えて隣接面に及んだものを何というか

答20 辺縁溝（横副溝）

問21 上顎第一小臼歯の歯根数は

答21 単根と2根が50%ずつ

問22 上顎第二小臼歯の歯根数は

答22 単根

問23 中心溝と近心頰側副溝の間に挟まれた辺縁隆線が肥厚して結節状を呈したものは

答23 介在結節（辺縁結節）

問24 逆彎曲徴，逆隅角徴を示す歯は

答24 上顎第一小臼歯

問25 上顎第一小臼歯の舌側咬頭の高さは（頬側咬頭と比較して）

答25 頬側咬頭の高さの約85％

問26 上顎第二小臼歯の舌側咬頭の高さは（頬側咬頭と比較して）

答26 頬側咬頭の高さの約95％

問27 上顎小臼歯の舌側咬頭の近遠心的な位置は

答27 第一・第二ともに近心に偏る

問28 下顎第一・第二小臼歯隣接面観の咬合縁および歯冠の舌側傾斜は

答28 下顎第一小臼歯の舌側傾斜のほうが下顎第二小臼歯よりも著しい

問29 下顎第一小臼歯の舌側咬頭の高さは（頬側咬頭と比較して）

答29 頬側咬頭の高さの約2/3

問30 下顎第二小臼歯の溝の形は（副咬頭が出現して３咬頭化した場合）

答30 Y型

問31 下顎第二小臼歯の溝の形は（舌側副咬頭が未分化の場合）

答31 H型

問32 下顎第二小臼歯の溝の形は（舌側咬頭の発達が悪い場合）

答32 U型

問33 答30～32のうち最も多くみられるのは

答33 H型

解説 出現率：H型＝50％，Y型＝30％，U型＝20％

D 大臼歯

問34 大臼歯の頬側面にみられる頬側面溝の終点は

答34 頬側面小窩

問35 上顎第一大臼歯の咬頭と歯根の数は

答35 ４咬頭３根

問36 上顎第一大臼歯の咬頭で最大なのは

答36 近心舌側咬頭

問37 上顎第一大臼歯の咬頭で最小なのは

答37 遠心舌側咬頭

問38 上顎第一大臼歯の溝の形は

答38 H型

問**39** 遠心頬側三角隆線と近心舌側咬頭遠心副隆線とが対角的に連合したものは

答**39** 斜走（対角）隆線

問**40** カラベリー結節の出現部位は

答**40** 上顎大臼歯舌側面の近心

問**41** 永久歯でカラベリー結節の出現率が最も高いのは

答**41** 上顎第一大臼歯

解説 出現率：上顎第一大臼歯＝42%，上顎第二大臼歯＝2%，上顎第三大臼歯＝1%
※上顎第二乳臼歯＝48.7%

問**42** 大臼歯の頬側歯頸線が，中央部から歯根分岐部に向かってＶ字状にのびたものは

答**42** 根間突起（エナメル突起）

問**43** 下顎第一大臼歯の咬頭と歯根の数は

答**43** ５咬頭２根

問**44** 下顎第一大臼歯の咬頭で最大なのは

答**44** 近心頬側咬頭

問**45** 下顎第一大臼歯の咬頭で最小なのは

答**45** 遠心咬頭

問**46** 下顎第一大臼歯の溝の形は

答**46** Ｙ型

問**47** ドリオピテクス型とは

答**47** 下顎大臼歯でＹ型の溝と５咬頭を有するもの

問**48** 樋状根とは

答**48** 近心根と遠心根が頬側で癒合して１根になったもので，舌側面には深い溝ができる

解説 出現率：下顎第二大臼歯＝30%，下顎第三大臼歯＝10%

問**49** 第六咬頭とは

答**49** 遠心咬頭と遠心舌側咬頭の間にできる結節

解説 出現率：下顎第一大臼歯＝17.4%，下顎第二大臼歯＝17.6%，下顎第三大臼歯＝20.7%

問**50** 第七咬頭が出現する歯は

答**50** 下顎第一大臼歯

解説 出現率：5.7%

問**51** 第七咬頭が出現する部位は

答**51** 近心舌側咬頭と遠心舌側咬頭の間

問 **52**　屈曲隆線とは

答 **52**　近心舌側三角隆線が発達して中心溝に向かう隆線で，途中で遠心方向に直角に曲がる形態をしている

問 **53**　屈曲隆線がみられる歯は

答 **53**　下顎第一大臼歯

解説 出現率：30％

第3章 歯の発生

知識の整理と重要事項

胎児の長さのことを胎長という．

胎生第6週のはじめ頃（胎長約11 mm），将来の乳歯が生えてくる部位に一致して口腔粘膜上皮（外胚葉）が増殖・肥厚し，間葉組織に陥入することで，歯の発生が始まる．すなわち，歯の発生には上皮と間葉組織の2つが関わっている．間葉組織内に深く陥入した口腔粘膜上皮は帯状のアーチを描き，歯堤となる．

歯堤は深部に向かって盛んに増殖を続け，やがて将来の乳歯の場所に一致して，上下顎それぞれ10個の結節状の膨らみを形成する．これを歯胚という．

歯の発生の概要を図3-1～3に示す．

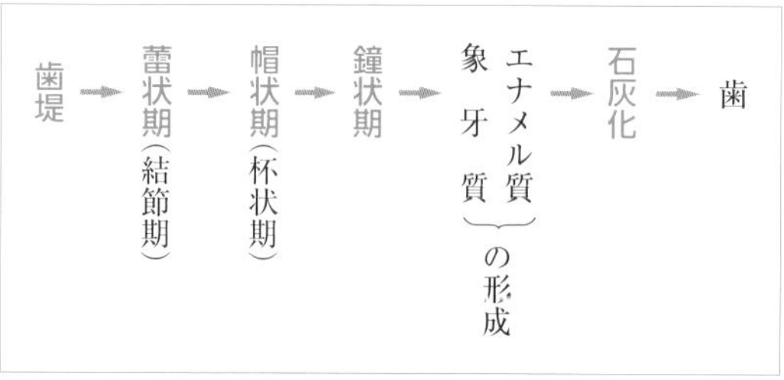

図3-1　歯の発生の時期ならびに発育段階

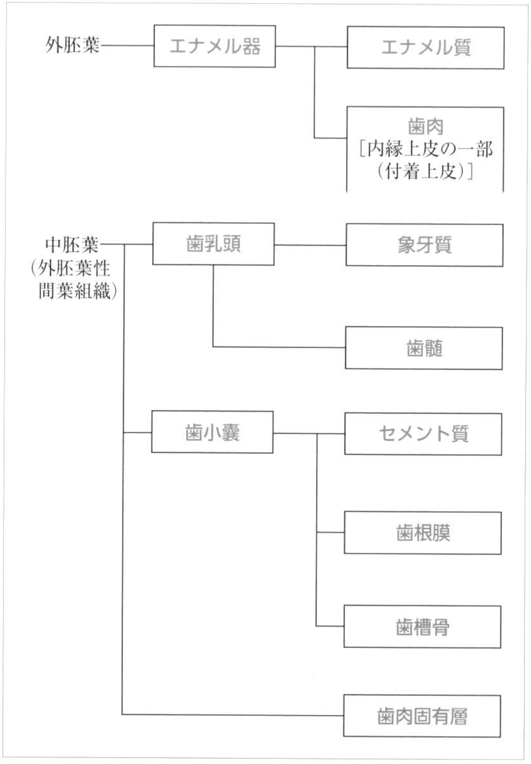

図3-2　歯と歯肉の発生および構造

図3-2，3について，「口腔上皮」は「口腔粘膜上皮」，「中胚葉」は「神経堤由来の外胚葉性間葉」とする場合もある．

内縁上皮は付着上皮と歯肉溝上皮のことである（4章参照）．

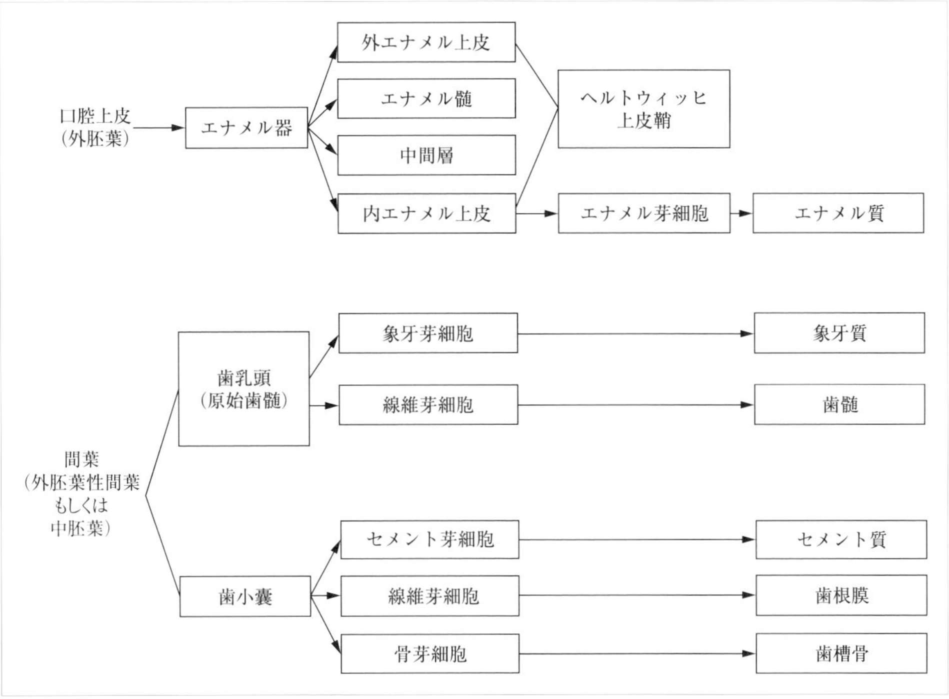

図3-3　**歯の発生**

A 歯胚の成長

1．歯冠の形成

歯胚は形態分化の時期によって，蕾状期（結節期），帽状期（杯状期），鐘状期に分けられる（図3-4）．

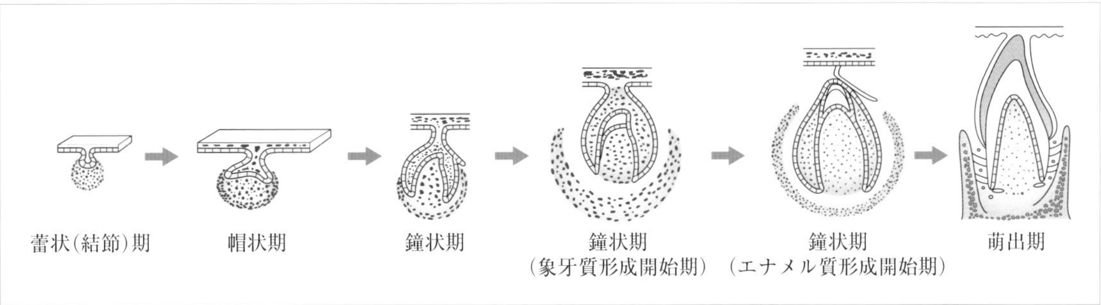

図3-4　**歯の一生**（全国歯科衛生士教育協議会編：新歯科衛生士教本　解剖学・組織発生学・口腔解剖学．医歯薬出版，東京，1996.）

1）蕾状期

胎生第8〜9週頃（胎長約25〜30 mm）の歯胚．

2）帽状期

胎生第9〜10週頃（胎長約35 mm），歯胚を構成している細胞から，外胚葉性のエナメル器と間葉性の歯乳頭および歯小嚢へと形態変化し，いわゆる歯の三原基（**エナメル器**，**歯乳頭**，**歯小嚢**）が形成される（図3-5）．

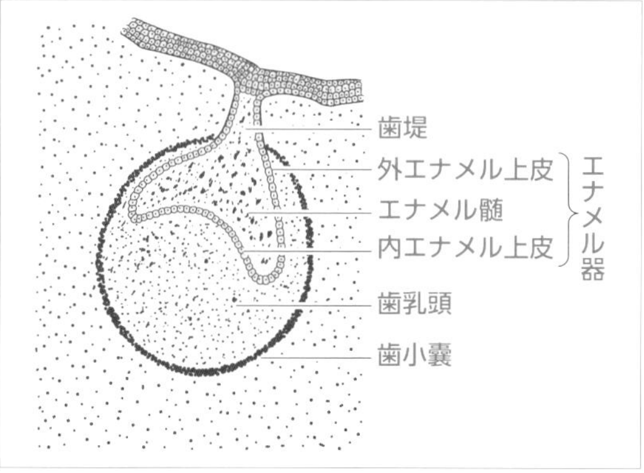

図3-5　帽状期歯胚（全国歯科衛生士教育協議会編：歯科衛生士教本　組織・発生　第2版．医歯薬出版，東京，1990.）

（1）エナメル器

口腔粘膜上皮の陥凹部に面した内壁をつくる細胞層を**内エナメル上皮**といい，外壁をつくる細胞層を**外エナメル上皮**という．この内外の細胞層に囲まれた部分は，**エナメル髄**または細胞の形から**星状網**とよばれる．エナメル器はのちに**エナメル質**，歯小皮，歯肉内縁上皮の一部（付着上皮）を形成する．

（2）歯乳頭

内エナメル上皮に面する間葉性細胞集団で，のちに**象牙質**と**歯髄**を形成する．

（3）歯小嚢

エナメル器と歯乳頭の周囲にある．のちに**セメント質**，**歯根膜**，**歯槽骨**を形成する．

3）鐘状期

胎生第14週頃（胎長約75 mm），エナメル器の辺縁部が長く伸びだし，釣鐘に似た形状となる．

内エナメル上皮とエナメル髄の間に2〜3層の扁平な細胞の集団である**中間層**を認める．内エナメル上皮の細胞は背丈をさらに増し，円柱状の**エナメル芽細胞**となる．

(1) 象牙質の形成

内エナメル上皮がエナメル芽細胞に分化すると，その基底膜に接する歯乳頭の表層の細胞が象牙芽細胞に分化する．胎生第18週頃になると，**象牙芽細胞**からはコラーゲンなどの基質が分泌され**象牙前質**となる．

(2) エナメル質の形成

象牙前質の石灰化が始まると，それが引き金となってエナメル芽細胞の**エナメル質分泌**が開始される．

(3) ヘルトウィッヒ上皮鞘

エナメル芽細胞が将来のエナメル－象牙境の外形をつくると，辺縁のエナメル器部分ではエナメル芽細胞への分化が起こらなくなり，**内・外エナメル上皮**は互いに接して**ヘルトウィッヒ上皮鞘**になる．

2. 歯根の形成

ヘルトウィッヒ上皮鞘は将来の根尖方向へ伸長する．内エナメル上皮が歯乳頭表層の細胞から象牙芽細胞を誘導し，歯根部の象牙質が将来の根尖方向に形成されるようになる．

そして歯根部の象牙質が約2/3程度形成されると，ヘルトウィッヒ上皮鞘は歯頸部の近くから根尖側に向かって次第に分裂・崩壊し，網目状を呈するようになる．この頃になると，歯胚を包んでいた歯小嚢の細胞が，歯根象牙質の誘導によって**セメント芽細胞**となり，崩壊したヘルトウィッヒ上皮鞘の間から侵入して象牙質の表面にセメント質の基質を分泌し，**無細胞セメント質**を形成する．その後，急速なセメント質形成によってセメント芽細胞が埋入されると**有細胞セメント質**になる．

3. 歯根膜の形成

歯小嚢の線維は歯根膜の線維（コラーゲン線維）となり，その一端はセメント質の中に，反対側の一端は歯根を囲むようにしてできた歯槽壁の骨質の中に保持される（**シャーピー線維**）．

歯根膜の両端部分（セメント質の中と歯槽骨の中）はシャーピー線維となる（4章参照）．

1) マラッセの上皮遺残

分裂･崩壊した**ヘルトウィッヒ上皮鞘**の小さな細胞集団は島状に点在し，一部はマラッセの上皮遺残として**歯根膜**の中に残る．また，まれに象牙質の表面に付着したままでいることもあり，その場合，これらの細胞がエナメル芽細胞に分化して**歯根部**にエナメル質を形成することがある（**エナメル滴**）．

4. 代生歯胚の発生

乳歯の歯胚が**鐘状期**となるころ，各乳歯胚の舌側部から代生歯の歯堤が起こる．この歯堤は結合橋によって乳歯胚と連結しているが，のちに切れて代生歯の歯堤が独立し，間葉性の組織の中で発達して代生歯胚が生じる．

一方，歯胚と口腔粘膜上皮を結びつけていた歯堤は，一部は上皮真珠という真珠様外観を呈する球状の細胞塊として残るものの，歯の萌出とともに消失する．

歯の萌出

歯冠すなわちエナメル質の形成が終わり，歯根の外形が半ばつくられると，歯は口腔の方向に向かって移動する（歯の萌出）．

歯のエナメル質の基質形成を終えたエナメル芽細胞は，エナメル質を酸性物質から保護する歯小皮を分泌後，さらにエナメル器のほかの細胞とともに縮合エナメル上皮（退縮エナメル上皮）となる．そして，歯は縮合エナメル上皮によって覆われたまま口腔の方向に向かって萌出運動を続け，やがて口腔粘膜上皮に接触して融合する．口腔粘膜上皮に癒着した縮合エナメル上皮は，歯肉の内縁上皮としてエナメル質に面する部（付着上皮）を形成する．

歯の萌出の機序として，以下のような学説が提唱されている．

歯根圧迫説：ヘルトウィッヒ上皮鞘の細胞分裂・増殖に伴い，歯根象牙質の根尖方向への成長の力が歯を口腔の方向に押し出す力となる．最も有力な説とされている．

▶歯小皮（ナスミス膜）

萌出直後のエナメル質の表面は歯小皮（ナスミス膜）によって覆われている．歯小皮（ナスミス膜）はエナメル質を酸性物質から保護する．エナメル芽細胞の最後の分泌物で，表面に均一にできる．

一問一答

A 歯胚の成長

問1 歯堤が形成されるのはいつごろか

答1 胎生約6週（胎児の長さ約11 mm）

問2 歯堤はどのように形成されるか

答2 口腔粘膜上皮が増殖・肥厚し，間葉組織に陥入する

問3 歯胚の分化の順番は

答3 蕾状期→帽状期→鐘状期

問4 代生歯の発生はいつ，どこで起こるか

答4 鐘状期の乳歯歯胚の舌側

問5 歯の三原基とは

答5 エナメル器，歯乳頭，歯小嚢

問6 ヘルトウィッヒ上皮鞘を構成するのは

答6 内・外エナメル上皮

問7 ヘルトウィッヒ上皮鞘の役割は

答7 歯根の外形と歯根象牙質の形成誘導

問8 マラッセの上皮遺残とは

答8 ヘルトウィッヒ上皮鞘が分断され，歯根膜内に残されたもの

問9 歯乳頭から形成されるのは

答9 象牙質，歯髄

問10 歯小嚢から形成されるのは

答10 セメント質，歯根膜，歯槽骨

問11 エナメル器から形成されるのは

答11 エナメル質，歯小皮，歯肉内縁上皮の一部（付着上皮）

問12 鐘状期におけるエナメル器の構成成分は

答12 外エナメル上皮，内エナメル上皮，エナメル芽細胞，中間層，エナメル髄

問13 象牙芽細胞は何に由来し，何を形成するか

答13 歯乳頭に由来し，象牙質を形成する

問14 エナメル芽細胞は何に由来し，何を形成するか

答14 内エナメル上皮から分化し，エナメル質，歯小皮，歯肉内縁上皮の一部（付着上皮）を形成する

第4章 歯と歯周組織

知識の整理と重要事項

歯は，高度に石灰化したエナメル質，象牙質，セメント質の三種の硬組織と，歯髄とからなる．

歯周組織とは，歯の支持組織としてのセメント質，歯根膜，歯槽骨，歯肉をいう（図4-1）．

A 歯の組織

1．エナメル質

歯の最表部にある最も硬い組織で，象牙質の歯冠部を覆っている．

1）エナメル質の概要

エナメル質は外胚葉性でエナメル芽細胞によってできる．人体中最も硬い組織で，モース硬度6～7で水晶くらいの硬さである．

前歯切縁で約2 mm，臼歯咬頭部で2.3～2.5 mmあり，歯頸部に至るに従って薄くなる．硬くて脆い．

唇・頬舌的には，舌側よりも唇頬側のほうが厚い．

2）エナメル質の化学組成

96～97%が無機質で，3～4%が有機質および水である．無機質のうち

エナメル質の有機質は，エナメルタンパク（エナメリンなど）である．

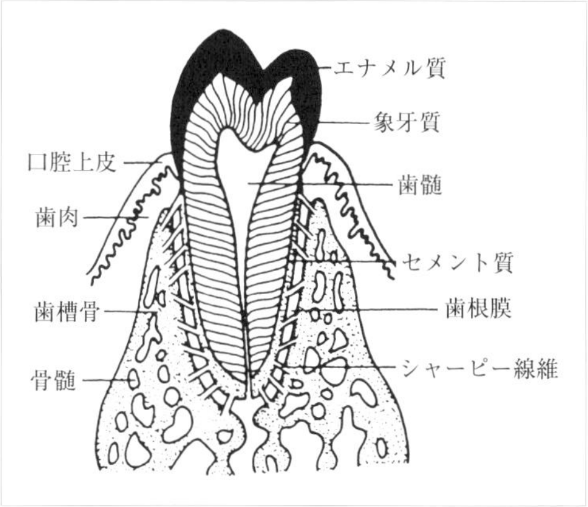

図4-1　歯と歯周組織

ハイドロキシアパタイト（ヒドロキシアパタイト）の含有量が最も多い．

ハイドロキシアパタイト［$Ca_{10}(PO_4)_6(OH)_2$］とは，骨を構成する基本物質である．カルシウムのリン酸塩であるアパタイトの総称は，$M_{10}(ZO_4)_6X_2$である．

3）エナメル質の組織

（1）エナメル小柱

エナメル質の組織はエナメル-象牙境から表面に向かって経過し，エナメル小柱とその間を満たす小柱間質とからなっている．

エナメル小柱はエナメル芽細胞がつくり出すもので，エナメル質内をエナメル-象牙境から表面に向かって，直線的でなくS字状に曲がり，三次元的に走る．

横断面は基本的には六角形で，ヒトの場合は鍵穴形，アーチ形である．太さ（直径）は4 μm，数は上顎中切歯で約500万本，上顎大臼歯で約1,200万本ある．エナメル小柱に直交して横紋がみられる．

4）エナメル質の成長線

（1）横紋

エナメル小柱にほぼ4 μm間隔でみられる．石灰化の悪いところが縞のようにみえるものである．1日に1本ずつつくられる，エナメル質の成長線である．

（2）レッチウス条

小柱の走行を横切って平行に走る多数の褐色の条紋で，条紋間には約7～14本の横紋が存在する．エナメル質の成長線である．

（3）周波条

歯冠の表面にみられる小さな波形の曲線で，レッチウス条が歯冠表面まで達したもの．

歯冠の歯頸部付近によくみられる．

5）ハンター・シュレーゲル条（シュレーゲル条）

エナメル-象牙境近くに明るい部分と暗い部分がみられる．小柱が縦断された部分を明帯，横断された部分を暗帯という．

ハンター・シュレーゲル条は，エナメル小柱の走行が深部2/3で不規則にうねっているために現れる縞模様である．

6）新産線

乳歯と第一大臼歯にみられる石灰化の悪い成長線で，出生時に1本のみ出現する．エナメル質，象牙質にみられる．

2. 象牙質

1）象牙質の概要

象牙質は歯髄腔を囲む硬組織で，歯乳頭によってつくられる．歯冠部はエナメル質で覆われ，歯根部はセメント質で覆われる．モース硬度5～6で，長石と同じ硬さである．

象牙質の色調は淡黄色である．

▶管周象牙質

象牙細管（象牙線維）の内壁を取り囲む象牙質．高度に石灰化している．

▶管間象牙質

象牙細管と管周象牙質を除く残りの部分で，象牙質の大半を構成している．管周象牙質に比べやや石灰化が悪い．

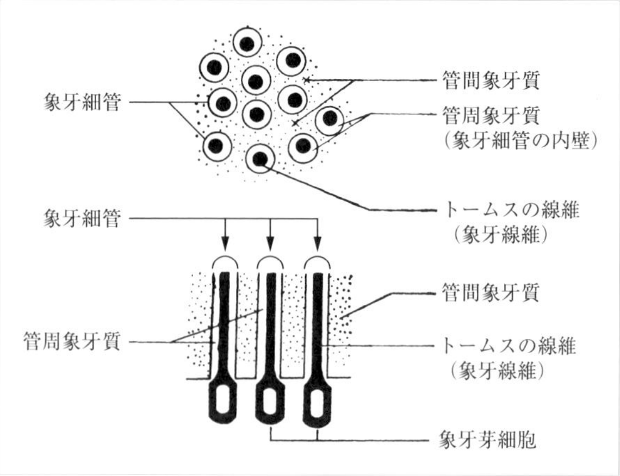

図4-2　**象牙細管**

2）象牙質の化学組成

70％の無機質（ヒドロキシアパタイト），20％の有機質（コラーゲン），10％の水分からなる．

3）象牙質基質

象牙質基質は膠原線維（コラーゲン線維）である．膠原線維は石灰化しない．

4）象牙芽細胞

象牙芽細胞は歯乳頭の表層の細胞が分化したものであり，歯髄の最表層，象牙前質の内面に接して存在している．象牙芽細胞の細胞突起は象牙質内へ長く伸びる（トームスの線維，象牙線維）（図4-2）．

▶象牙前質

象牙質と象牙芽細胞層（歯髄の最表層）の間に存在する．象牙質と歯髄の境界部分の構造についてはp.66の図4-4を参照.

5）象牙質の成長と成長線

象牙前質（未石灰化層）に石灰塩が沈着して象牙質となる．象牙質の形成と石灰化は切縁・咬頭頂部直下に始まり，表層から内層に及んでいく．

（1）エブネル線

象牙細管に直交し，4～8 μmの間隔で走る平行な線で，1日1本形成される象牙質の成長線．

（2）オウエンの外形線

象牙質の成長線で石灰化不全部分（球間象牙質）が線状に並んだ部分．

（3）アンドレーゼン線

約20 μm間隔で現れる成長線．

6）根周条

歯根象牙質の成長線が歯根象牙質表面に終わっている部分の多少の凹凸である．これがセメント質の薄層を透過して歯根の表面から観察できる．

7）球間象牙質

球間象牙質は歯冠象牙質の表層にみられる球間区（石灰化の不良の小区）

を満たす象牙質である．

8）トームス顆粒層

象牙細管終末部が研磨標本で顆粒状にみえる部分のことである．トームス顆粒層は歯根部で観察され，歯冠部ではみられない．

9）第二象牙質と第三象牙質

第二象牙質は歯が萌出し歯根が完成した後，歯髄腔内壁に二次的に生成される象牙質のことである．歯の咬耗，慢性齲蝕などの刺激が加わると急速に形成され，第三象牙質（修復象牙質）とよばれる．

10）象牙細管

中にトームスの線維（象牙線維）と細管内液（組織液）を容《い》れる．象牙質全層をS字状の形で貫いている．

3. セメント質

1）セメント質の概要

セメント質は65％の無機質（ヒドロキシアパタイトが主），23％の有機質，12％の水分からなる．歯根の全表面を包む硬組織で，歯を顎骨に固定する．

歯頸部に近いところは薄く（約20～50 μm），根尖に向かうほど厚い（150～300 μm）．三硬組織中最も軟らかく，モース硬度4～5である（骨の硬さに相当）．

2）原生セメント質（無細胞セメント質）

歯冠側2/3にみられる．歯小嚢から形成され，基質とシャーピー線維からなる（歯を歯槽に保持するのが歯根膜の線維であり，この線維がセメント質に進入してシャーピー線維となる．このためセメント質は歯周組織として取り扱われる）．中に細胞を有しない．

基質線維（膠原線維）はセメント質の表面とほぼ平行に走っている．

3）後生セメント質（有細胞セメント質）

根尖側1/3にみられる．歯根膜にあるセメント芽細胞から形成され，中に細胞を有する．

セメント細胞はセメント芽細胞が埋入されたもので，セメント小腔内にある．

（1）セメント小体

セメント小腔とセメント細胞を合わせたものをいう．

（2）層板間層

後生セメント質（有細胞セメント質）の層に現れる．

4）セメント-エナメル境

セメント-エナメル境には以下のような3つの様式がある（図4-3）．

① エナメル質とセメント質が接触する．

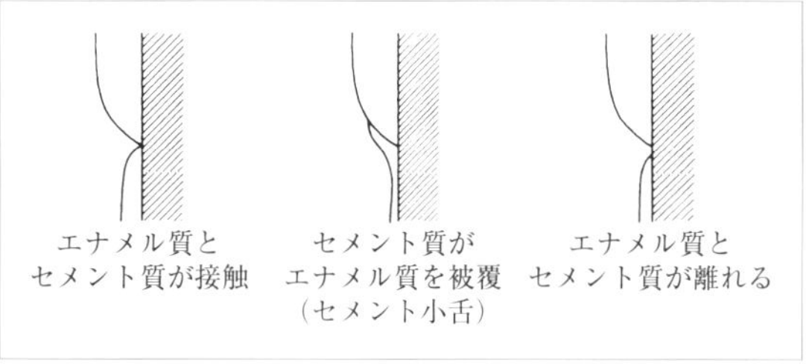

図4-3　セメント-エナメル境の諸様式

②の様式で，エナメル質を覆うセメント質のことをセメント小舌という．

② 薄いセメント質層がエナメル質の一部を被覆する．

③ エナメル質とセメント質が離れ，象牙質が露出する．

4. 歯　髄（図4-4）

血管・神経は根尖孔から歯内に出入りする．

1）歯髄の概要

歯髄は歯髄腔を満たす軟組織で，血管と神経により知覚（痛覚），栄養をつかさどる．象牙質形成後の歯乳頭が成長したものである．

歯髄には象牙芽細胞が存在し，原生象牙質，第二象牙質，第三象牙質の形成に関わっている．第三象牙質は歯に刺激が加わると形成されるため，歯髄の感染防御の役割を果たしている．

髄室に存在するものを冠部歯髄，根管内にあるものを根部歯髄といい，歯髄は根尖孔を介して歯根膜に連絡する．

2）歯髄の基質

プロテオグリカンおよび水と結合組織線維（膠原線維および膠原前線維）である．

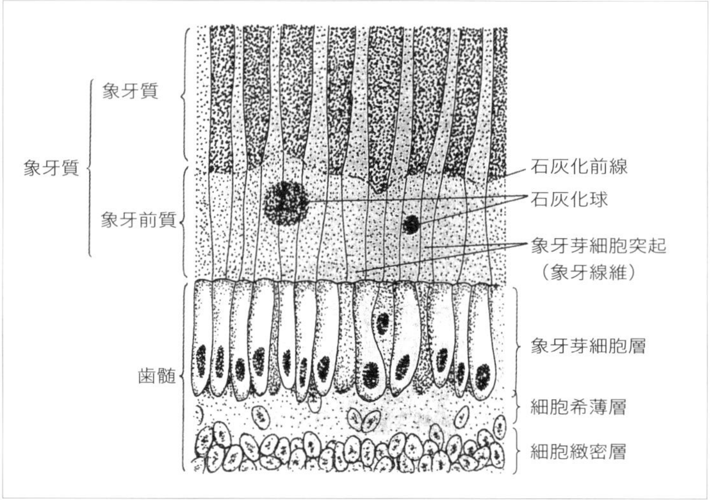

図4-4　象牙質と歯髄
（平井五郎ほか：歯科衛生士教本　組織・発生．医歯薬出版，東京，1984．より改変）

3）歯髄表層部の組織

（1）象牙芽細胞層

象牙芽細胞からなっている．象牙芽細胞は1本のトームスの線維（象牙線維）を出す．

> 表層から順に，象牙芽細胞層→細胞希薄層→細胞緻密層と並ぶ．

（2）細胞希薄層（ワイル層）

歯髄において象牙芽細胞の直下にあるほとんど細胞を認めない層である．

（3）細胞緻密層

ワイル層の内側にこれと並行して存在する層である．

4）歯髄の細胞

歯髄細胞，象牙芽細胞，大食細胞，未分化間葉細胞などがある．大食細胞などの免疫細胞はウイルスや細菌などから歯を守る．

5）歯髄の血管

主に上歯槽動脈，下歯槽動脈から分岐した血管が根尖孔より進入する．

6）リンパ管

リンパ管網は根管内で太いリンパ管に集まる．

7）歯髄の神経

主に上顎神経（上歯神経叢），下顎神経（下歯神経叢）から分岐した神経が根尖孔より進入する．

B 歯周組織

歯肉，歯根膜，セメント質，歯槽骨の4種類の歯の支持組織の総称である．歯周組織は歯を顎骨に維持させ適正な位置に支持するとともに，円滑な咬合機能を営ませるための形態と機能を有している．

1．歯根膜

1）歯根膜の概要

歯根膜は歯根と歯槽壁との間を満たす結合組織で，主としてコラーゲン線維で構成されている．歯根膜は歯小囊から形成され，厚さ（幅）は0.2〜0.4 mmである．

> 歯根膜の存在は，咬合時に歯にわずかな可動性を与えている（生理的動揺）．

シャーピー線維は歯根膜から続く膠原線維性の結合組織線維束で，一端はセメント質内に侵入してセメント-象牙境に及び，他端は歯槽壁の骨質内に埋まって歯槽骨に固定する．各線維束の間の，線維成分のない結合組織で満たされた間隙を脈管神経隙という．

> 脈管神経隙は神経や血管の通路となっている．

2）歯根膜の細胞

線維芽細胞，セメント芽細胞，マラッセの上皮遺残，骨芽細胞などがある．

マラッセの上皮遺残とは，歯根部のセメント質が形成されるときにヘルトウィッヒ上皮鞘が断裂し，歯根膜中に残っているものである．

3）歯根膜の脈管

歯根膜に分布する動脈は歯槽底で血管網をつくり，毛細血管となり静脈に移行する．

2. 歯槽骨

歯を喪失すると，歯槽骨の吸収が起こる．

1）歯　槽

歯槽は歯を植立させる部分で，歯槽と歯槽との間の骨を槽間中隔，多根歯の根と根との間の骨を根間中隔という．

歯槽と歯根との間には歯根膜が介在する．

2）歯槽骨

固有歯槽骨はエックス線画像では白く写り，歯槽硬線とよばれる．

歯根膜に接する固有歯槽骨と，固有歯槽骨の周囲にあり，固有歯槽骨を支える支持歯槽骨からなる．

骨は組織学的に緻密骨（皮質骨）と海綿骨に分類されるが，緻密骨は固有歯槽骨および支持歯槽骨にみられ，ハバース層板を有する．海綿骨は支持歯槽骨にみられ，骨髄と骨梁《こつりょう》が認められる．

3. 歯　肉（図4-5, 6）

▶口腔粘膜

口腔粘膜は被覆粘膜と咀嚼粘膜に分けられる．

①被覆粘膜（口唇，歯槽粘膜，頰，口腔底，軟口蓋）

②咀嚼粘膜（硬口蓋，歯肉）

1）歯肉の概要

正常な歯肉の色はピンク色である．歯頸部を取り囲んでいる辺縁歯肉（遊離歯肉）と，その下にある付着歯肉がある．正常な付着歯肉および歯間乳頭には表面にスティップリングという小さなくぼみがみられる．

厚さは1～3 mmである．

2）組織構造

上皮層と粘膜固有層からなる．粘膜下組織を欠き，歯槽骨と粘膜固有層が直接結合しているので，非可動性である．上皮層は重層扁平上皮からなり，粘膜固有層に向けて上皮稜を形成する．膠原線維群からなる歯肉線維が歯肉と歯槽骨，歯を強く固定する．

3）歯肉上皮の種類

▶重層扁平上皮

上皮組織のひとつ．鱗状の扁平細胞からなる上皮で，単層のものと重層のものがある．体表，口腔，食道など，機械的刺激の強い場所は重層扁平上皮である．

（1）外縁上皮

歯肉縁から歯肉-歯槽粘膜境までの歯肉外側部を覆う．角化または錯角化した重層扁平上皮からなる角質層のほか3層からなる．

辺縁歯肉（遊離歯肉）と付着歯肉がある．

（2）内縁上皮

歯に面する側を覆う上皮で，歯頸部に近いエナメル質表面を包む．歯肉とエナメル質とが接する部分に浅い溝があり，これを歯肉溝という．

歯肉溝上皮（歯を取り巻く歯肉溝の壁）と付着（接合）上皮（歯肉溝上

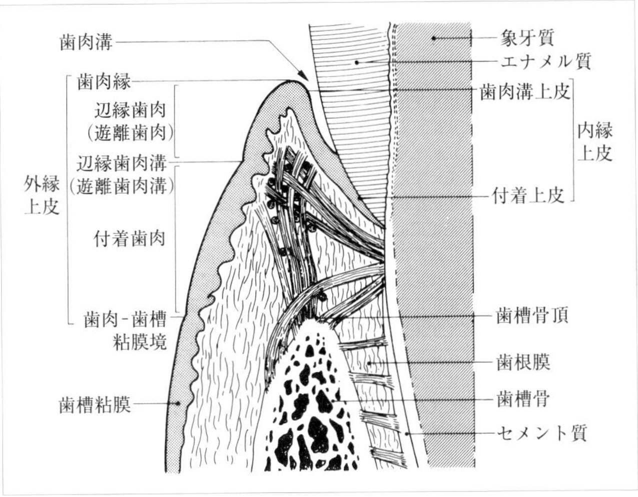

図4-5　歯肉構造図

（歯科医学大事典編集委員会編：歯科医学大事典．医歯薬出版，東京，1989.）

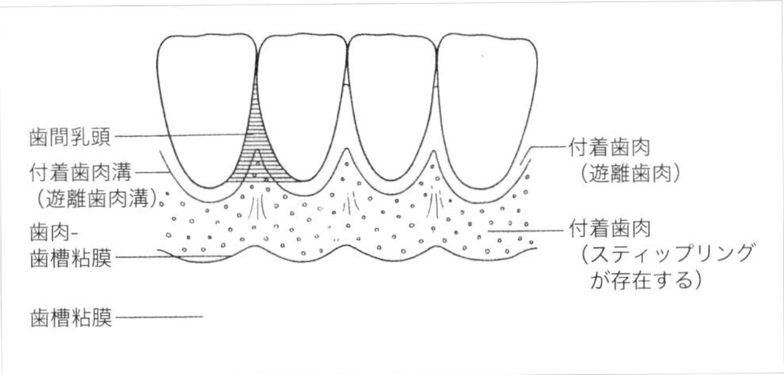

図4-6　歯肉の外観（下顎切歯を唇側からみた場合）

（平井五郎ほか：歯科衛生士教本　組織・発生．医歯薬出版，東京，1984. より改変）

皮より歯頸寄りでエナメル質と接し，セメント-エナメル境まで続く部分）からなる．

5）歯肉の脈管と神経

歯肉に分布する血管は口腔粘膜に分布する血管のつづきである．リンパ管はリンパ管網をつくりリンパ節に通じる．

C 歯や歯周組織の加齢現象

1．歯の咬耗

対合歯との咬合によりエナメル質から象牙質に広がる損耗をいう．
隣接面では接触点が点から面となる．

咬耗や摩耗，または食いしばり（クレンチング）などで歯頸部に引張応力が集中し，歯質の破壊が起こる．

2. 歯の摩耗

歯ブラシなどの長期間の使用により歯質が削除されることをいう.

3. 歯髄腔の狭窄

咬耗や摩耗などの刺激が加わることで歯髄腔内壁に第三象牙質（修復象牙質）が形成され，年齢が進むにつれて歯髄腔はしだいに狭くなる.

4. 根尖部の象牙質の透明化

根尖部の象牙質が高度の石灰化によって透明化する（透明象牙質，硬化象牙質）.

5. セメント質の肥厚

後生セメント質（有細胞セメント質）の形成が行われ，厚くなる.

歯肉が退縮すると，臨床歯冠は長く，臨床歯根は短くなる.

6. 歯肉の退縮

歯の歯頸部を取り巻く歯肉が退縮し，歯根が露出するようになる.

7. 歯根膜の厚さの減少

歯根膜線維の減少によって縮小する.

8. 歯槽骨頂の退縮

加齢により歯槽壁の骨質は劣化する．また，歯槽頂が骨吸収のため平坦になる.

9. 死　帯

象牙芽細胞の突起が収縮，あるいは象牙芽細胞が死ぬことによって象牙細管が空洞になるが，その部分を顕微鏡で観察すると象牙細管が黒く観察される.

一問一答

A 歯の組織

問**1** エナメル質のモース硬度は
答**1** 6～7

問**2** エナメル質と同等の硬さを示す物質は
答**2** 水晶

問**3** エナメル質の化学組成は
答**3** 無機質96～97%，有機質および水分3～4%

問**4** 無機質の主成分は
答**4** リン酸カルシウム（ハイドロキシアパタイト）

問**5** エナメル質の有機質は
答**5** エナメルタンパク（エナメリンなど）

問**6** 横紋とは
答**6** エナメル小柱に1日1本つくられる部分で，石灰化の悪いところ

問**7** 横紋の間隔は
答**7** 約4 μm

問**8** 同一時期に形成された横紋が連なる線は
答**8** レッチウス条

問**9** 象牙質のモース硬度は
答**9** 5～6

問**10** 象牙質と同等の硬さを示す物質は
答**10** 長石

問**11** 象牙質の化学組成は
答**11** 無機質70%，有機質20%，水10%

問**12** 象牙芽細胞は象牙質の形成にあたり，細胞突起を伸ばしながら歯髄方向に後退する．この細胞突起を何というか．
答**12** トームスの線維（象牙線維）

問**13** 象牙芽細胞が歯髄側へ後退していく際にでき，中をトームスの線維が走る管は
答**13** 象牙細管

問**14** 管周象牙質がみられるのは
答**14** 象牙細管の内壁

問**15** 象牙細管と象牙細管の間を埋める象牙質は
答**15** 管間象牙質

問**16** 歯冠象牙質の最表層にみられる石灰化不良の球間区を満たす，未石灰化の象牙質は

答**16** 球間象牙質

問**17** 象牙細管に直交し，4～8 μmの間隔で走る平行な線で，1日1本形成される象牙質の成長線は

答**17** エブネル線

問**18** 歯冠象牙質で石灰化不全部が線状に並んだ部分は

答**18** オウエンの外形線

問**19** 歯根象牙質の象牙細管終末部がループ状に終わっているため，断面形態が小顆粒状にみえる低石灰化部は

答**19** トームス顆粒層

問**20** セメント質のモース硬度は

答**20** 4～5

問**21** セメント質と同等の硬さを示す物質は

答**21** 骨

問**22** セメント質の化学組成は

答**22** 無機質65％，有機質23％，水12％

問**23** 歯冠側2/3に形成されるセメント質は

答**23** 原生セメント質（無細胞セメント質）

問**24** 歯根の根尖側1/3と歯根分岐部に形成され，原生セメント質を覆うセメント質は

答**24** 後生セメント質（有細胞セメント質）

問**25** 原生セメント質，後生セメント質のうち，その中に細胞が存在するのはどちらか

答**25** 後生セメント質

解説 後生セメント質は，急速に形成されるためその中にセメント芽細胞が埋入される．そのため，後生セメント質は有細胞セメント質ともよばれる．それに対し，原生セメント質は無細胞セメント質とよばれる．

問**26** セメント-エナメル境の3つのタイプは

答**26** ①エナメル質とセメント質が接触
②セメント質がエナメル質を覆う（セメント小舌）
③エナメル質とセメント質が離れている

問**27** 歯髄とは

答**27** 歯髄腔を満たす軟組織

問28 歯髄の役割は

答28 象牙質の形成，感染防御，栄養供給，感覚機能など

> **解説** 歯髄に存在する血管や神経により，これらの機能が果たされる．

問29 歯根部の歯髄を何というか

答29 根部歯髄

> **解説** 歯髄は冠部歯髄と根部歯髄に分けられる．

問30 歯髄はどこを通して歯根膜と連絡しているか

答30 根尖孔

問31 歯髄表層の層の名称を表層から順に答えよ

答31 (象牙前質)→象牙芽細胞層→細胞希薄層→細胞緻密層

B 歯周組織

問32 歯周組織を構成するのは

答32 歯肉，歯根膜，セメント質，歯槽骨

問33 歯根膜が存在するのは何と何の間か

答33 歯根と歯槽壁

> **解説** この間隙は歯根膜腔とよばれる．

問34 歯根膜の両端は

答34 シャーピー線維

問35 歯根膜の主線維成分は

答35 コラーゲン線維

問36 歯根膜の厚みは

答36 0.2～0.4 mm

問37 歯根膜の線維束の間の空隙で，神経や血管，リンパ管の通路となっているのは

答37 脈管神経隙

問38 歯槽骨とは

答38 歯を支持する骨

問39 支持歯槽骨を構成する骨は

答39 緻密骨と海綿骨

問40 歯槽硬線として認められる歯槽骨は

答40 固有歯槽骨

問41 ハバース管をもつ歯槽骨は

答41 緻密骨

問42 歯槽と歯槽との間の骨は

答42 槽間中隔

問 **43**　図のAとBの部分の名称は

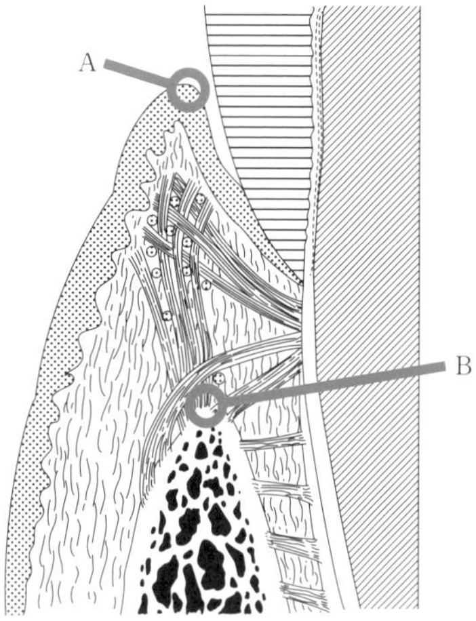

答 **43**　A：歯肉縁
B：歯槽骨頂

問 **44**　辺縁歯肉（遊離歯肉）とは

答 **44**　歯肉溝底より歯冠側にあり，歯頸部を輪状に囲んでいる部分

問 **45**　内縁上皮とは

答 **45**　歯肉溝上皮と付着上皮

問 **46**　スティップリングがみられるのは

答 **46**　付着歯肉と歯間乳頭

問 **47**　歯肉の組織構造は

答 **47**　粘膜上皮と粘膜固有層

C　歯や歯周組織の加齢現象

問 **48**　加齢による歯の咬耗とは

答 **48**　対合歯との咬合による損耗のこと

問 **49**　加齢による歯の摩耗とは

答 **49**　歯ブラシなどの長期間の使用により歯質がすり減ること

問 **50**　加齢による隣接面の変化は

答 **50**　接触点が点接触から面接触になる

問 **51**　加齢による歯髄腔の変化は

答 **51**　狭くなる（狭窄）

解説　咬耗や摩耗などの刺激が加わることで，歯髄腔内壁に第三象牙質が形成される．そのため，年齢が進むにつれて歯髄腔はしだいに狭くなる．

問**52**　加齢による根尖部の象牙質の変化は

答**52**　高度の石灰化によって透明化する（透明象牙質，硬化象牙質）

問**53**　加齢によるセメント質の変化は

答**53**　厚みを増す（肥厚）

問**54**　加齢による歯肉の変化は

答**54**　退縮する

問**55**　加齢による歯根膜の変化は

答**55**　厚さ（幅）が減少する

解説 歯根膜線維の減少によって縮小する．

問**56**　加齢による顎骨の変化は

答**56**　歯槽骨が吸収される

第5章 歯の異常

知識の整理と重要事項

A 歯の数と萌出の異常

1. 歯数の異常

ヒトの歯の数は32本であるが，この歯の本数が何らかの原因により増減することを歯数の異常という．すなわち，歯数の過剰あるいは歯数の不足がある．

歯数の過剰は過去形，歯数の不足は未来形の現れといわれている．

1）歯数の過剰

正常の歯数よりも多い（余分に歯が萌出する）ことをいい，萌出した余分な歯を過剰歯という．

過剰歯の位置は歯列上に並んでいるものと，歯列から全く離れているものとがある．出現した位置によって以下のようによばれる．

(1) 正中歯

上顎の左右中切歯の間，またはその舌側に現れる．

(2) 重複側切歯

側切歯に現れ，正中歯に比べるとはるかに少ない．

(3) 臼傍歯

主として，上顎第二・第三大臼歯の近心頬側部に現れる．

(4) 臼後歯

第三大臼歯の遠心に現れる過剰歯で，矮小歯が多い．

臼後歯は矮小歯が多い．

2）歯数の不足

正常の歯数より不足すること，すなわち，先天性欠如による歯数の減少をいう．上下顎第三大臼歯，上顎側切歯，下顎第二小臼歯などが欠如することが多い．歯数の過剰よりも頻度が高い．

2. 萌出の異常

1）乳歯の晩期残存

脱落すべき標準時期を過ぎても乳歯が歯槽内に残存することがある．

2）萌出時期の異常

(1) 早期萌出

出生時にすでに歯が萌出しているものを先天歯という.

(2) 萌出遅延

萌出時期を過ぎても萌出しない歯を埋伏歯といい，上下顎第三大臼歯や上顎犬歯に多くみられる.

3. 萌出場所の異常

本来萌出すべき場所から離れて萌出することを異所性萌出という.

萌出場所の異常については教本「矯正歯科技工学」p.6〜9も参照.

1）転　位

歯列弓からみて口腔前庭側または舌側に移動して萌出することをいう.

2）移　転

隣接する2個の歯が互いに萌出位置を交換している場合をいう.

3）高位，低位

咬合線をこえて萌出した歯を高位，咬合線に達しない歯を低位という.

4）叢《そう》　生《せい》

数本の歯が唇側か舌側に転位あるいは傾斜して重なり，乱杭《らんぐい》状に配列していることをいう.

B 歯の形態の異常

1. 大きさの異常

1）巨大歯

正常歯に比較して大きい歯をいう.

2）矮小《わいしょう》歯《し》

正常歯に比較して小さい歯をいう．円錐歯など，形の異常を伴うことが多い.

2. 歯の形態の異常（表5-1）

1）歯冠の異常

(1) 切歯結節

上顎切歯の基底結節が特によく発達したものをいう.

(2) 犬歯結節

上顎犬歯の基底結節が特によく発達したものをいう.

(3) 中心結節

小・大臼歯の咬合面の中央にある円錐状または短い棒状の結節をいう．下顎第二小臼歯が最も多い.

表5-1　歯の異常と主に現れる歯

異　常	主に現れる歯	異　常	主に現れる歯
カラベリー結節	上顎第一大臼歯舌側面近心	樋状根	下顎第二大臼歯
臼傍結節	上顎第二大臼歯近心頬側隅角	第六咬頭	下顎第三大臼歯
臼後結節	上下顎第三大臼歯遠心	第七咬頭	下顎第一大臼歯
臼歯結節	第一乳臼歯近心頬側歯頸部	円錐歯	上顎側切歯
中心結節	小・大臼歯咬合面，特に下顎第二小臼歯	過剰歯	正中歯
介在結節	上顎第一小臼歯（歯冠の異常ではないが，近心辺縁に認められる）	退化傾向の歯	第三大臼歯 上顎側切歯
エナメル滴	歯頸部，歯根部，特に第三大臼歯に多い	プロトスタイリッド	下顎第一大臼歯近心頬側
斜切痕	上顎側切歯	斜走隆線（対角隆線）	上顎第一大臼歯
盲孔	上顎側切歯	屈曲隆線	下顎第一大臼歯
		トリゴニード切痕	下顎第一乳臼歯
		遠心トリゴニード隆線	下顎第一乳臼歯

(4) カラベリー結節

上顎第一大臼歯の舌側面近心に現れる小隆起である．まれに第二・第三大臼歯にも現れる．第二乳臼歯にも第一大臼歯と似た割合で現れる．下顎には現れない．

(5) 臼傍結節

上顎大臼歯の近心頬側隅角に現れる結節をいう．上顎第二・三大臼歯に現れることが多い．

(6) 臼後結節

上下顎第三大臼歯の遠心に出現する隆起をいう．

(7) プロトスタイリッド

下顎大臼歯および乳臼歯の頬側面近心に現れる小さな結節をいう．永久歯では下顎第一大臼歯，乳歯では下顎第二乳臼歯が最も多い．

(8) エナメル滴《てき》

歯頸部，またはそれより下の歯根部にみられる半球形の真珠様のエナメル質塊をいう．上下顎とも第三大臼歯に最も多い．

(9) 臼歯結節

乳臼歯の頬側面近心歯頸部に認められる結節で，下顎第一乳臼歯のものが最も大きい

(10) 斜切痕

上顎側切歯舌側面の辺縁隆線と基底結節の境界で舌側面窩から歯根に向かう溝をいう．

(11) 盲孔

上顎側切歯舌側面窩に認められる小窩をいう．

(12) 第六咬頭

下顎大臼歯の遠心舌側咬頭と遠心咬頭の間に出現する咬頭をいう．

(13) 第七咬頭

下顎大臼歯の近心舌側咬頭と遠心舌側咬頭の間に出現する咬頭をいう.

(14) 円錐歯，円筒歯

矮小歯に多く認められる．歯冠全体が円錐形あるいは円筒形になったもので，退化形の上顎側切歯に認められる.

(15) 斜走隆線（対角隆線）

上顎大臼歯の近心舌側三角隆線遠心副隆線と遠心頬側三角隆線が連合して形成した隆線をいう．第一大臼歯に多く認められる.

(16) 屈曲隆線

下顎第一大臼歯で近心舌側三角隆線が発達し，咬合面中央で遠心に屈曲したものをいう.

(17) トリゴニード切痕

下顎第一乳臼歯の近心辺縁隆線と近心舌側咬頭の間の深い切れ込みをいう.

(18) 遠心トリゴニード隆線

下顎第一乳臼歯の近心頬側咬頭と近心舌側咬頭の三角隆線で形成された連合隆線をいう.

2) 歯根の異常

(1) 過剰根

すべての永久歯で出現し，歯冠の過剰結節が発達すると，歯根でも過剰根が存在する.

(2) 台状根

上顎大臼歯に現れる．根が根尖部まで分岐せず切株状になり，根尖部のみ離開している.

(3) 樋《とい》状《じょう》根《こん》

下顎大臼歯の近心根と遠心根が頬側面で癒合して1根になったもので，舌側面には深い溝ができる．下顎第二大臼歯が最も多い.

(4) 彎曲，屈曲

歯根は遠心方向に彎曲する傾向にあるが，切歯，犬歯では近心に彎曲することやS字形に彎曲することがある．また，上顎中切歯では歯根中央部で唇側や遠心に90° 近く屈曲することもある.

3) 歯の重複

(1) 癒着歯

2個以上の歯が象牙質形成後にセメント質によって結びつけられたもので，歯髄は互いに完全に分離している.

(2) 癒合歯

歯の形成時に2個以上の歯胚が結合して発育したもので，エナメル質，象牙質，歯髄の一部を共有するが，その形成時期により歯冠の一部が分離している．

(3) 双生歯

1つの歯胚が不完全に分離したもの，あるいは，正常歯胚と過剰歯胚が結合して発育したもので，共通の歯髄や象牙質をもっている．

C 歯の色の異常

1. 着　色

エナメル質表面にのみ影響を及ぼす表面的な変化と歯の組織の変化がある．

1) エナメル質表面の着色

食用色素，たばこのニコチン，タール，タンニン酸第2鉄などによる．

2) 歯の組織の着色

歯の萌出前にも着色を起こすことがあり，テトラサイクリン系抗生物質や鉛などの重金属を原因とする外来性着色と，胆色素やポルフィリンなどを原因とする内来性着色に分けられる．ともに形成中のエナメル質や象牙質に沈着して硬組織に着色を起こす．

2. 変　色

一度形成された歯の硬組織の色調の変化であり，歯の健康状態や治療が原因となったり，加齢による変色もある．

その他，打撲外傷による歯の失活，歯髄の病変，根管治療に使われた材料が象牙細管に浸透することによる変色などがある．

一問一答

A 歯の数と萌出の異常

問1 歯数過剰とは

答1 歯種の定数以上の歯が生えたもの

問2 正中歯が出現する部位は

答2 上顎の左右中切歯の間，またはその舌側

問3 臼傍歯が出現する部位は

答3 大臼歯の近心頬側

解説 大部分は第二および第三大臼歯部に出現する．

問4 臼後歯が出現する部位は

答4 第三大臼歯の遠心側

問5 臼後歯の特徴は

答5 矮小歯が多い

問6 歯数過剰と歯数不足はどちらが頻度が高いか

答6 歯数不足

問7 萌出時期の異常の種類は

答7 早期萌出，萌出遅延

問8 先天歯とは

答8 出生時にすでに萌出している歯

問9 埋伏歯が多くみられる歯種は

答9 上下顎第三大臼歯，上顎犬歯

問10 本来萌出すべき歯列を大きく離れて萌出することをなんというか

答10 異所性萌出

問11 歯列弓から見て口腔前庭側または舌側に移動して萌出するのは

答11 転位

問12 隣接する2個の歯が互いに萌出位置を交換しているのは

答12 移転

問13 数本の歯が唇側や舌側に転位あるいは傾斜して重なり，乱杭状に配列しているのは

答13 叢生《そうせい》

B 歯の形態の異常

問14 矮小歯とは

答14 歯の大きさが平均より異常に小さいもの

問15 切歯結節とは

答15 上顎切歯の基底結節が著しく突出，隆起したもの

問16 犬歯結節とは

答16 上顎犬歯の基底結節が著しく突出，隆起したもの

問17 上下顎小臼歯および大臼歯咬合面の中央に現れる円錐状の結節は

答17 中心結節

問18 カラベリー結節の出現部位は

答18 上顎大臼歯，上顎乳臼歯の舌側面近心

解説 特に上顎第一大臼歯，上顎第二臼乳歯で出現頻度が高い．

問19 臼傍結節とは

答19 上顎大臼歯の近心頬側隅角にみられる結節

問20 臼後結節とは

答20 第三大臼歯の遠心面にみられる結節

問21 下顎大臼歯および乳臼歯の頬側面近心に現れる小さな結節で，頬側面溝に近接しているのは

答21 プロトスタイリッド

問22 エナメル滴とは

答22 大臼歯の歯頸部や歯根部にみられる1〜2 mmの半球状のエナメル質の塊

問23 エナメル滴が多くみられる歯種・部位は

答23 上顎第三大臼歯の歯根分岐部

問24 過剰根のうち日本人で最も頻度が高いのは

答24 下顎第一大臼歯の3根（20%）

解説 次いで下顎第三大臼歯の3根（11%），上顎第三大臼歯の4根（5%）

問25 台状根とは

答25 3根が根尖部まで分岐せず切株状になり，根尖部のみが離開しているもの

問 **26** 台状根がみられる歯種は

答 **26** 上顎大臼歯，まれに上顎小臼歯

問 **27** 下顎大臼歯の近心根と遠心根が頬側面で癒合して1根になり，舌側面に深い溝がみられるのは

答 **27** 樋状根

問 **28** 癒着歯とは

答 **28** 2個以上の歯が象牙質形成後にセメント質によって結びつけられたもの

問 **29** 癒着歯の歯髄は

答 **29** 完全に分離している

問 **30** 歯の形成時に2個以上の歯胚が結合して発育したものは

答 **30** 癒合歯

問 **31** 双生歯は何と何が結合して発育したものか

答 **31** 正常歯胚と過剰歯胚

C 歯の色の異常

問 **32** 外来性着色の原因物質は

答 **32** テトラサイクリン系抗生物質や鉛などの重金属類

問 **33** 内来性着色の原因物質は

答 **33** 胆色素やポルフィリン

問 **34** エナメル質表面の着色の原因は

答 **34** ニコチン，タール，お茶，コーヒーなどの外来物質の習慣的な摂取

問 **35** エナメル質の形成不全と着色をきたす抗菌薬は

答 **35** テトラサイクリン系抗生物質

第6章 歯列と咬合

知識の整理と重要事項

歯　列

上顎歯は上顎骨の歯槽突起，下顎骨は下顎骨の歯槽部に植立し，歯列を形成している．歯列は，歯の萌出・交換に伴い，乳歯列→混合歯列→永久歯列の順に変化していく．

乳歯は生後6か月頃から萌出し，2歳半頃にすべてが生えそろい乳歯列が完成する．その後，6歳頃に乳歯列の遠心に第一大臼歯が萌出し始め，乳歯と永久歯が混在する混合歯列期となる．第二乳臼歯の脱落する11～12歳から永久歯列が始まる．

A 歯列弓

1．歯列弓の形

歯列弓とは歯列の描く曲線である．切歯の切縁および犬歯の尖頭を連ね，臼歯部では頰側咬頭頂を結ぶ曲線である．

歯槽の中心を順に連ねた曲線は歯槽弓という．

1）永久歯列

おおよそ馬蹄形で，上顎は半楕円形，下顎は放物線形である．

2）歯列弓の大きさ（図6-1）

歯列弓の形を表わすものとして，歯列弓の幅と長さから算出する歯列弓指数がある．この指数の値が小さければ細長い歯列ということになる．

$$\text{歯列弓指数}=\frac{\text{歯列弓幅}}{\text{歯列弓長}}\times 100$$

3）ボンウィル（Bonwill）三角（下顎三角）

下顎両中切歯の切歯点と左右の下顎頭上面の中央を結ぶ三角形は，一辺が4インチ（約10 cm）の正三角形である．

4）歯列弓三角

両側の最後臼歯（上顎では中心窩，下顎では遠心頰側咬頭）と下顎切歯点を連ねた三角形をいう．

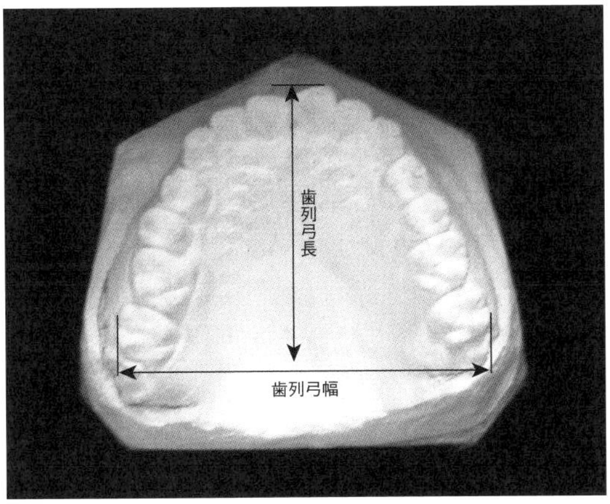

図6-1　歯列弓幅と歯列弓長
（全国歯科技工士教育協議会編：新歯科技工士教本　歯の解剖学．医歯薬出版．東京，2007.）

5）バルクウィル（Balkwill）角

下顎頭の中央と下顎切歯点を結ぶ仮線（すなわちボンウィル三角）と咬合平面とがなす角のこと．

2. 咬合平面と咬合彎曲

咬合に関する平面や咬合彎曲については，10章，11章も参照．

1）咬合平面

（1）解剖学的咬合平面

下顎切歯点と左右の第二大臼歯遠心頬側咬頭頂を含む平面をいう．通常，単に咬合平面といえばこの平面のことをいう．

（2）補綴学的咬合平面

カンペル（Camper）平面ともいう．鼻翼下縁と両側耳珠上縁を結ぶ仮想の平面．

2）咬合彎曲

歯列弓を頬舌側方向や近遠心方向から眺めると，上顎歯列弓は下方に凸彎するような彎曲を描き，咀嚼時の側方性の動きを円滑にして臼磨運動を効果的にしている．

（1）スピー（Spee）の彎曲（前後的彎曲）

歯列弓を側方から観察したとき，下顎犬歯の尖頭（遠心隅角）から臼歯頬側咬頭頂を結んだ線が第一大臼歯を中心とした曲線を描き，上顎歯列は第一大臼歯から第二大臼歯にかけて下方に向けて凸彎し，下顎歯列は反対に上方に向かって凹彎する．

（2）ウィルソン（Wilson）の彎曲（側方的彎曲）

前方からみて左右側の大臼歯の頬舌側咬頭を連ねると，上顎のものは下方に凸彎し，下顎のものは上方に凹彎した彎曲を描く．

(3) モンソン（Monson）の球面

スピーの彎曲とウィルソンの彎曲を立体的に連ね合わせると，切縁や咬頭頂は篩骨の鶏冠付近を中心とする半径4インチ（約10 cm）の球面に接することになる．

3. 隣在歯との位置関係

1）接触点

歯列内では互いの隣接面は点で接触する．接触点は，前歯部では唇舌的に中央部，上下的に切縁側1/3〜1/4，臼歯部は頬舌的に頬側1/3，上下的に咬頭側1/3〜1/4である．

接触点には，歯と歯の間への異物の侵入を防ぎ，1本の歯に加わる衝撃を緩和するという役割がある．

2）歯　隙

歯と歯の間にできた隙間をいう．正常な永久歯列では，歯隙はみられない．

3）鼓形空隙

接触点により，唇側または頬側，舌側，歯頸側，切縁あるいは咬合面側の各方向にできるくさび状の空隙のこと．

B 咬合（上下顎歯列弓の位置関係）

正常咬合では1歯対2歯で咬合する（下顎中切歯，上顎第三大臼歯は例外）．

① 上顎中切歯は下顎中切歯の全部と下顎側切歯の近心1/3と接する．

② 上顎側切歯は下顎側切歯の遠心2/3と下顎犬歯の近心半部と接する．

③ 上顎犬歯は下顎犬歯の遠心半部と下顎第一小臼歯の近心半部と接する．

④ 上顎第一小臼歯は下顎第一小臼歯の遠心半部と下顎第二小臼歯の近心半部と接する．

⑤ 上顎第二小臼歯は下顎第二小臼歯の遠心半部と下顎第一大臼歯の近心頬側咬頭の近心部と接する．

⑥ 上顎第一大臼歯は下顎第一大臼歯の残部と下顎第二大臼歯の近心頬側咬頭の近心部と接する．

⑦ 上顎第二大臼歯は下顎第二大臼歯の残部と下顎第三大臼歯の近心頬側咬頭の近心部と接する．

⑧ 上顎第三大臼歯は下顎第三大臼歯の残部に対して遠心が少し突出している．

C 歯の傾斜（歯の植立方向）

顎骨に植立している歯は，さまざまな角度で傾斜している．一般に上顎は唇頰側ならびに近心に傾き，下顎では前歯は唇側・近心に，臼歯は舌側・近心に傾く．

① **上顎切歯**：唇側に大きく傾斜し，近遠心的には歯冠が遠心に傾く．
② **下顎切歯**：唇側にやや傾き，近遠心的にはほぼ垂直である．
③ **上顎犬歯**：歯冠が唇側・近心に傾く．
④ **下顎犬歯**：歯冠がわずかに唇側・近心に傾く．
⑤ **上顎小臼歯**：頰舌的にはほぼ垂直であり，近遠心的にはやや近心に傾く．
⑥ **下顎小臼歯**：歯冠が舌側・近心に傾く．
⑦ **上顎大臼歯**：歯冠が頰側・近心に傾く．
⑧ **下顎大臼歯**：歯冠が舌側・近心に傾き，舌側咬頭は頰側咬頭より，近心頰側咬頭は遠心頰側咬頭より低くなる．後方の歯ほど傾斜は大きくなる．

D 咬合と歯列の異常

1．上下顎切歯の位置関係

1）～8）は解剖学的な咬合である．補綴学や歯科矯正学における咬合とは区別して覚える．

1）鋏状咬合

上顎切歯が下顎切歯の歯冠切縁1/3を覆って，切歯の唇側面の前方に出ている咬合をいう．現代人の咬合（約80％）．

2）鉗子咬合（切端咬合）

上下顎の切歯が互いにその切縁で接するものをいう．

3）屋根咬合

上顎前歯が前方に向かって強く傾斜し，屋根のような形で下顎切歯の切縁より前方に突出している状態をいう．

4）過蓋咬合

上下の歯列弓が前歯部で著しくかみ合っている咬合状態をいう．鋏状咬合が過度になったもの．

5）離開咬合

臼歯が咬合している状態で，上下の切歯が接触せず前歯部の上下顎歯列間に空隙が存在する場合をいう．時には第一小臼歯部まで離開していることがある．開咬ともいう．

6）後退咬合

下顎が著しく短縮しているため，下顎切歯が上顎切歯よりも2～10 mm後方にあり，上顎切歯によって覆われていない状態をいう．

アングルの分類，歯列弓形態の異常についての詳細は教本「矯正歯科技工学」を参照.

7）反対咬合

下顎切歯が上顎切歯の前方に位置する咬合状態をいう.

8）交叉咬合

上下歯列弓のいずれかが左右に偏位し，上下の咬合関係が一部で逆になっているものをいう.

2. 上下顎臼歯の位置関係

1）アングルⅠ級

上顎第一大臼歯近心頬側咬頭三角隆線が下顎大臼歯頬側面溝と咬合する.

2）アングルⅡ級

上顎第一大臼歯近心頬側咬頭三角隆線が下顎大臼歯頬側面溝より近心で咬合する．上顎前歯の前突を伴うものを1類，上顎前歯の後退を伴うものを2類という.

3）アングルⅢ級

上顎第一大臼歯近心頬側咬頭三角隆線が下顎大臼歯頬側面溝より遠心で咬合する.

3. 歯列弓の異常

1）狭窄歯列弓

臼歯の舌側転位により歯列弓の幅が狭くなったものをいう.

2）V字形歯列弓

犬歯，小臼歯の舌側転位に加え，中切歯が唇側傾斜しているものをいう.

3）鞍状歯列弓

小臼歯だけが舌側転位し凹んでいるものをいう.

4）空隙歯列弓

歯列に多数の隙間が存在するものをいう.

4. 上下歯列弓関係の異常

1）近遠心的関係の異常

上顎前突，下顎前突，上下顎前突などがある.

2）水平関係の異常

交叉咬合などがある.

3）垂直関係の異常

過蓋咬合，離開咬合などがある.

一問一答

歯列

問**1**　上顎歯はどこに植立しているか	答**1**　上顎骨の歯槽突起
問**2**　下顎歯はどこに植立しているか	答**2**　下顎骨の歯槽部
問**3**　乳歯が萌出するのはいつ頃か	答**3**　生後６か月頃
問**4**　乳歯列が完成するのはいつ頃か	答**4**　２歳半頃
問**5**　第一大臼歯が萌出するのは何歳頃か	答**5**　６歳頃

A 歯列弓

問**6**　歯列弓とは	答**6**　切歯の切縁および犬歯の尖頭を連ね，臼歯部では頰側咬頭頂を結ぶ曲線
問**7**　歯槽弓とは	答**7**　歯槽の中心を順に連ねた曲線
問**8**　乳歯列の歯列弓の形は	答**8**　半円形
問**9**　永久歯列上顎の歯列弓の形は	答**9**　半楕円形
問**10**　永久歯列下顎の歯列弓の形は	答**10**　放物線形
問**11**　歯列弓指数の計算式は	答**11**　$\frac{\text{歯列弓幅}}{\text{歯列弓長}} \times 100$
問**12**　歯列弓指数が小さくなるのはどのような歯列か	答**12**　細長い歯列
問**13**　解剖学的咬合平面とは	答**13**　下顎切歯点と左右の第二大臼歯遠心頰側咬頭頂を含む平面
問**14**　補綴学的咬合平面の別名は	答**14**　カンペル（Camper）平面
問**15**　補綴学的咬合平面の基準点は	答**15**　鼻翼下縁と両側耳珠上縁

問16　スピー（Spee）の彎曲とは

答16　歯列弓を側方から見たときの下顎犬歯の尖頭と臼歯の頬側咬頭頂を結んだ曲線

問17　ウィルソン（Wilson）の彎曲とは

答17　歯列を前方から見たとき，左右側臼歯の頬舌側咬頭を連ねた曲線で，上顎は下方に凸彎し，下顎は上方に凹彎する

問18　ボンウィル（Bonwill）三角（下顎三角）とは

答18　下顎切歯点と両側の下顎頭の中心を結ぶ三角形

問19　ボンウィル三角は1辺が何インチか

答19　4インチ（約10 cm）

問20　歯列弓三角とは

答20　下顎切歯点と最後大臼歯の中心窩（上顎）または遠心頬側咬頭（下顎）を連ねる仮想の三角形

問21　バルクウィル（Balkwill）角とは

答21　ボンウィル三角と咬合平面とがなす角度

問22　歯列弓ではお互いの隣接面はどのように接するか

答22　点状

問23　前歯部における接触点の位置は

答23　唇舌的：中央部
上下的：切縁側1/3～1/4

問24　臼歯部における接触点の位置は

答24　頬舌的：頬側1/3
上下的：咬頭側1/3～1/4

問25　接触点の役割は

答25　①歯と歯の間への異物の侵入防止
②1本の歯に加わる衝撃の緩和

問26　歯隙とは

答26　歯と歯の間にできた隙間

問27　鼓形空隙とは

答27　接触点から唇・頬側，舌側，歯頸側，切縁・咬合面側の各方向にできるくさび状の間隙

B 咬合（上下歯列弓の位置関係）

問28 正常咬合は何歯対何歯で咬合するか

答28 1歯対2歯

問29 上顎中切歯と対合する歯は

答29 下顎中切歯（全部）と下顎側切歯（近心1/3）

問30 上顎側切歯と対合する歯は

答30 下顎側切歯（遠心2/3）と下顎犬歯（近心半部）

問31 上顎犬歯と対合する歯は

答31 下顎犬歯（遠心半部）と下顎第一小臼歯（近心半部）

問32 上顎第一小臼歯と対合する歯は

答32 下顎第一小臼歯（遠心半部）と下顎第二小臼歯（近心半部）

問33 上顎第二小臼歯と対合する歯は

答33 下顎第二小臼歯（遠心半部）と下顎第一大臼歯（近心頬側咬頭の近心部）

問34 上顎第一大臼歯と対合する歯は

答34 下顎第一大臼歯（残部）と下顎第二大臼歯（近心頬側咬頭の近心部）

問35 上顎第二大臼歯と対合する歯は

答35 下顎第二大臼歯（残部）と下顎第三大臼歯（近心頬側咬頭の近心部）

問36 上顎第三大臼歯と対合する歯は

答36 下顎第三大臼歯（残部に対し遠心が少し突出）

C 歯の傾斜（歯の植立方向）

問37 一般に上顎の歯の傾斜はどの方向に傾くか

答37 唇頬側ならびに近心

問38 一般に下顎の歯の傾斜はどの方向に傾くか

答38 前歯では唇側ならびに近心
臼歯では舌側ならびに近心

問39 上顎切歯の傾きは

答39 唇側に大きく傾斜し，近遠心的には遠心

問**40** 下顎切歯の傾きは

答**40** 唇側への傾きはやや弱く，近遠心的には垂直

問**41** 上顎犬歯の傾きは

答**41** 唇側ならびに近心

問**42** 下顎犬歯の傾きは

答**42** わずかに唇側，近心

問**43** 上顎小臼歯の傾きは

答**43** 頬舌側的には垂直に近いが近遠心的には近心

問**44** 下顎小臼歯の傾きは

答**44** 舌側ならびに近心

問**45** 上顎大臼歯の傾きは

答**45** 頬側ならびに近心

問**46** 下顎大臼歯の傾きは

答**46** 舌側ならびに近心

解説 舌側咬頭は頬側咬頭より，近心頬側咬頭は遠心頬側咬頭より低くなる（後方の歯ほど傾きは大きくなる）.

D 咬合と歯列の異常

問**47** 上顎前歯が前方に向かって強く傾斜し，下顎切歯の切縁より前方に突出している咬合状態は

答**47** 屋根咬合

問**48** 開咬ともよばれる咬合状態は

答**48** 離開咬合

問**49** 上下歯列弓のいずれかが左右に偏位し，上下の咬合関係が一部で逆になっている咬合様式は

答**49** 交叉咬合

問**50** 上下の歯列弓が前歯部で著しくかみ合っている咬合状態は

答**50** 過蓋咬合

問**51** 下顎が著しく短縮しているため，下顎切歯が上顎切歯よりも2〜10 mm後方にあり，上顎切歯によって覆われていない咬合は

答**51** 後退咬合

問**52** 上顎切歯が下顎切歯の歯冠切縁1/3を覆い，下顎切歯の唇側面の前方に出ている咬合は

答**52** 鋏状咬合

問**53** 上下顎の切歯が互いにその切縁で接する咬合は

答**53** 鉗子咬合

問54 下顎切歯が上顎切歯の前方に位置する咬合は

答54 反対咬合

問55 臼歯が咬合している状態で，上下の切歯が接触せず前歯部の上下顎歯列間に空隙が存在するのは

答55 離開咬合

問56 現代人の正常咬合は

答56 鋏状咬合

問57 鉗子咬合の別名は

答57 切端咬合

問58 上顎第一大臼歯近心頬側咬頭三角隆線が下顎大臼歯頬側面溝より遠心で咬合するのはアングル何級か

答58 アングルⅢ級

問59 上顎第一大臼歯近心頬側咬頭三角隆線が下顎大臼歯頬側面溝と咬合するのはアングル何級か

答59 アングルⅠ級

問60 上顎第一大臼歯近心頬側咬頭三角隆線が下顎大臼歯頬側面溝より近心で咬合するのはアングル何級か

答60 アングルⅡ級

問61 アングルⅡ級で上顎前歯の前突を伴うのは

答61 アングルⅡ級１類

問62 アングルⅡ級で上顎前歯の後退を伴うのは

答62 アングルⅡ級２類

問63 小臼歯だけが舌側転位し凹んだ歯列弓は

答63 鞍状歯列弓

問64 臼歯の舌側転位により歯列弓の幅が狭くなった歯列弓は

答64 狭窄歯列弓

問65 歯列に多数の隙間が存在する歯列弓は

答65 空隙歯列弓

問66 犬歯，小臼歯の舌側転位に加え，中切歯が唇側傾斜している歯列弓は

答66 Ｖ字形歯列弓

問67 近遠心的関係の異常は

答67 上顎前突，下顎前突，上下顎前突

問68 水平関係の異常は

答68 交叉咬合

問69 垂直関係の異常は

答69 過蓋咬合，離開咬合

第7章 頭蓋の骨

知識の整理と重要事項

頭蓋は15種23個の骨で構成されている（図7-1，2，表7-1）．

口腔の骨は主に上顎骨，下顎骨，口蓋骨で，舌骨，蝶形骨，側頭骨のそれぞれ一部も関係している．

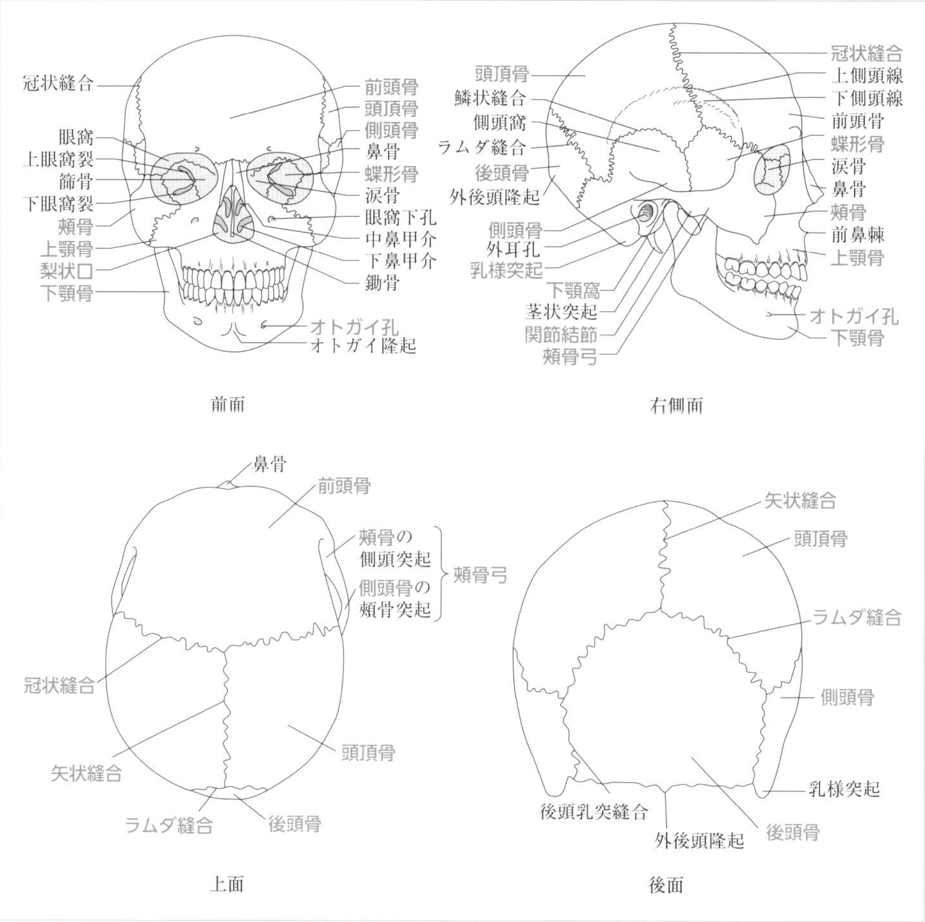

図7-1　頭蓋

（前面，右側面は全国歯科衛生士教育協議会監修：最新歯科衛生士教本　歯・口腔の構造と機能　口腔解剖学・口腔組織発生学・口腔生理学．医歯薬出版，東京，2011．より改変）

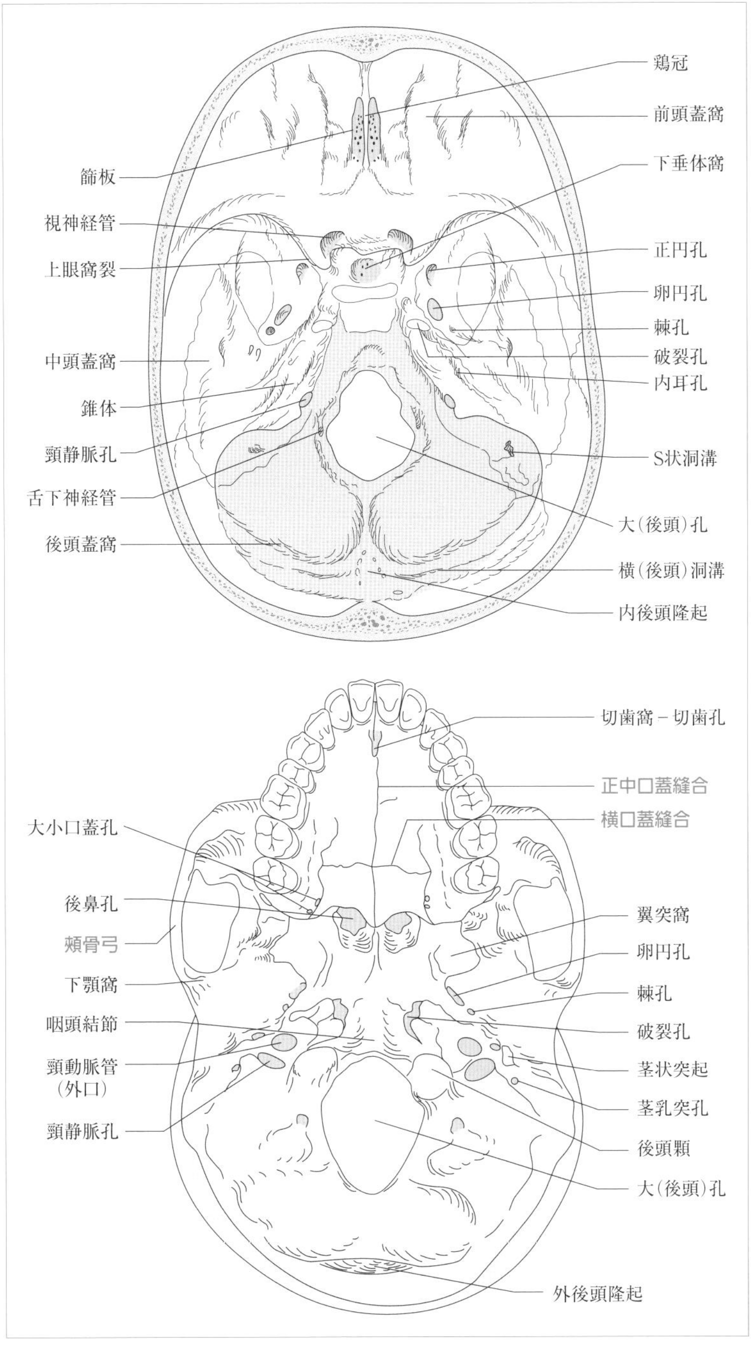

図7-2　頭の骨

(全国歯科衛生士教育協議会監修：最新歯科衛生士教本　歯・口腔の構造と機能　口腔解剖学・口腔組織発生学・口腔生理学．医歯薬出版，東京，2011．より改変)

表7-1　頭蓋の骨

脳頭蓋骨	顔面頭蓋骨
1．後頭骨	11．上顎骨（対性）
2．蝶形骨	12．頬　骨（対性）
3．側頭骨（対性）	13．口蓋骨（対性）
4．頭頂骨（対性）	14．下顎骨
5．前頭骨	15．舌　骨
6．篩　骨	
7．鋤　骨	
8．下鼻甲介（対性）	
9．涙　骨（対性）	
10．鼻　骨（対性）	

A 頭蓋骨

1．上顎骨

上顎骨は顔の中央両側にあり，上顎体，前頭突起，頬骨突起，歯槽突起，口蓋突起に区別される（図7-3）．

1）上顎体

上顎体は上顎骨の中央の部分で，前面，外側面，上面，内側面の4面に分かれ，その中に上顎洞（図7-4，副鼻腔の1つ）がある．

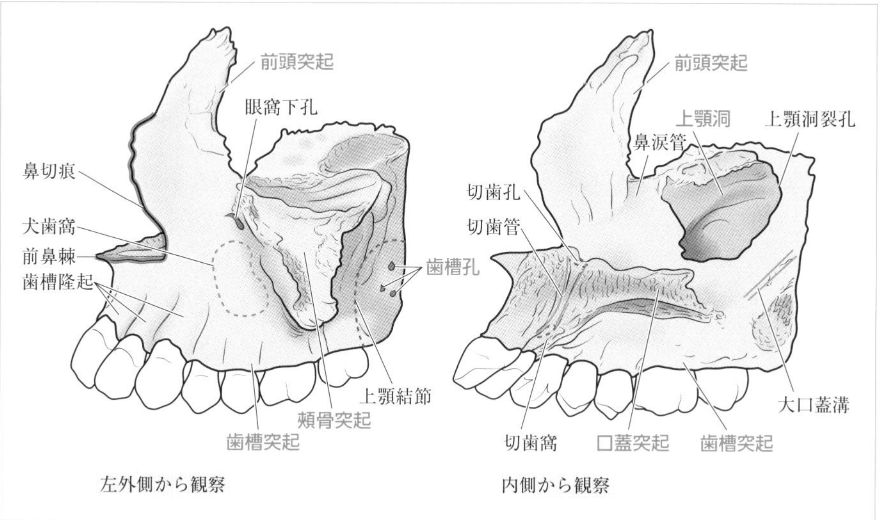

図7-3　上顎骨
（脇田　稔，井出吉信監修：口腔解剖学　第2版．2018，医歯薬出版，東京．より改変）

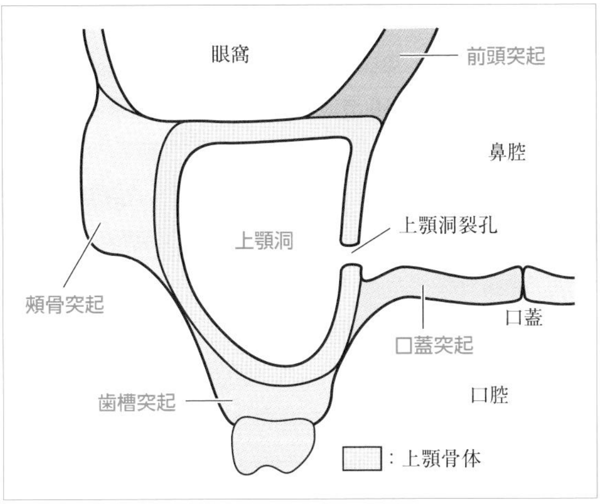

図7-4　上顎骨の構造（前頭断の模式図）
（脇田　稔，井出吉信監修：口腔解剖学　第2版．2018，医歯薬出版，東京．より改変）

（1）前面

① **眼窩下縁**：前面の上縁

② **眼窩下孔**：眼窩下縁の下方にあり，ここから眼窩下神経が分布する．

③ **犬歯窩**：眼窩下孔の下にある浅いくぼみ

④ **鼻切痕**：上顎体の前内側縁

⑤ **梨状口**：鼻切痕を左右両側合わせてできる孔

⑥ **前鼻棘**：梨状口の下部正中線上に鋭く突出している．ヒトだけにある．

（2）外側面（側頭下面）

① **上顎結節**：上顎体の後外側面の凸面

② **歯槽孔**：上顎結節にある数個の孔．歯槽管の入口で上顎洞に開く．

（3）上面（眼窩面）

① **眼窩下溝**：眼窩面の後部

② **眼窩下管**：眼窩下溝に続いている管．眼窩下孔に開口する．

（4）内側面（鼻腔面）

① **上顎洞裂孔**：鼻腔面の中央で上顎洞の開口部

② **鼻涙管**：上顎洞裂孔の前下方に溝があり涙骨，下鼻甲介とともに鼻涙管をつくる．

2）前頭突起

前頭骨に向かって出る突起をいう．

3）頬骨突起

頬骨に向かって出る突起をいう．

歯槽突起の部分を歯槽骨ということがある.

4）歯槽突起

体の下方に出ている半楕円形の突起をいう．この下面において歯根の入る穴（**歯槽**）を形成する.

① **槽間中隔**：歯槽と歯槽の間（歯槽中隔）

② **根間中隔**：歯槽内における多根歯の歯根間の中隔

③ **歯槽隆起**：歯槽突起の外側面の隆起

④ **導帯孔**：乳歯舌側の歯槽骨表面に開口する小管で，代生歯の萌出を導く.

5）口蓋突起

口蓋突起の後方には口蓋骨の水平板があり，横口蓋縫合で連結されている.

体と歯槽突起の移行部から口蓋に向かって出る突起をいう（図7-5).

① **骨口蓋**：口蓋突起（前方2/3）と口蓋骨水平板（後方1/3）によって骨口蓋をつくる.

② **正中口蓋縫合**：骨口蓋正中線上を走る縫合

③ **横口蓋縫合**：口蓋突起と口蓋骨水平板の間の縫合．正中口蓋縫合と直交している.

④ **切歯骨（顎間骨）**：口蓋突起のうち，切歯縫合よりも前方の部分をいう.

⑤ **切歯縫合**：若い骨でのみみられる縫合で，加齢により消失する.

⑥ **切歯孔**：正中口蓋縫合の前端部の孔

⑦ **切歯管**：鼻腔から切歯孔に通ずる管．鼻口蓋神経，鼻口蓋血管が通る.

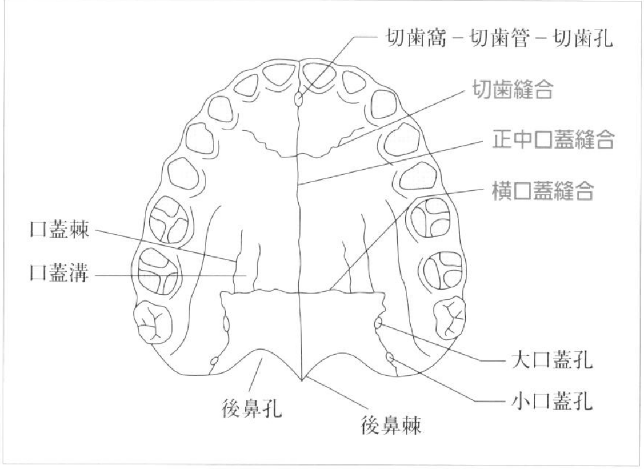

図7-5　口蓋突起

2. 口蓋骨

口蓋骨は上顎骨の後ろに連なる骨で，硬口蓋後部，鼻腔側壁後部をつくるL字形をした骨である．上顎骨，蝶形骨にはさまれている．左右2個あり，垂直板と水平板からなる（図7-6）．

1）垂直板

垂直板は鼻腔側壁後部をつくる．

① **鼻腔面**：垂直板内面

② **上顎面**：垂直板外面

③ **眼窩突起**：垂直板前端

④ **蝶形骨突起**：垂直板後端

⑤ **錐体突起**：垂直板下端．水平板との会合点から後方へ伸びる．

⑥ **翼口蓋溝**：上顎面の後上方から前下方に走る．

⑦ **翼口蓋管**：口蓋神経，下行口蓋動脈が通る．

⑧ **口蓋管**：翼口蓋管が下方で数本に分かれ口蓋管となる．

⑨ **大口蓋孔**：大口蓋神経，大口蓋動脈が出る．

⑩ **小口蓋孔**：小口蓋神経，小口蓋動脈が出る．

2）水平板

上顎骨の後方に位置し，骨口蓋の後方1/3を形成する．水平板と上顎骨の口蓋突起が接するところを横口蓋縫合という．水平板後縁は遊離縁で後鼻腔の下縁をつくり，正中部から鼻棘が突出する．

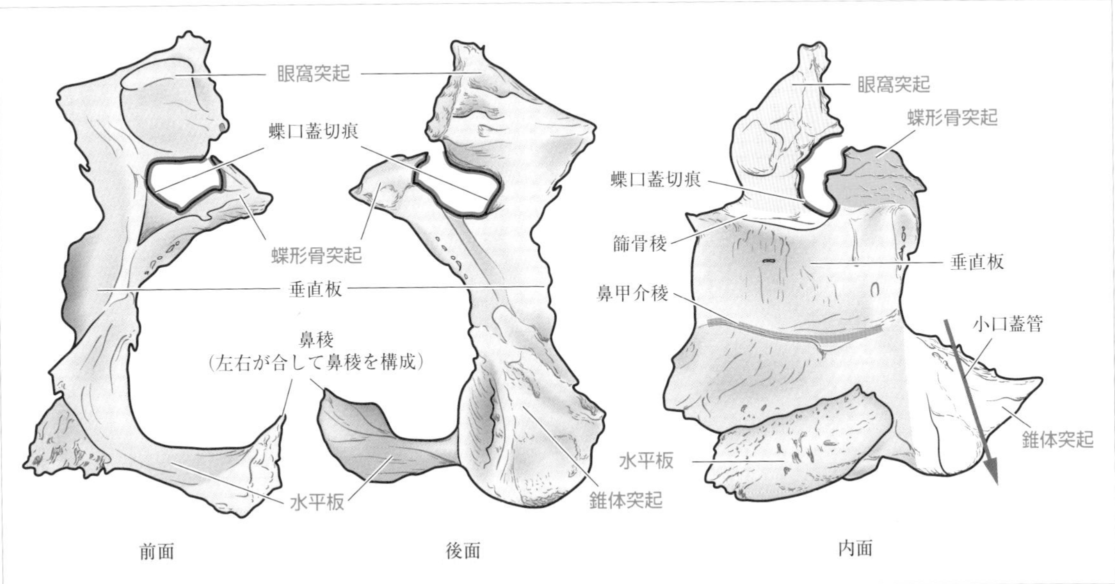

図7-6　口蓋骨

（脇田　稔，井出吉信監修：口腔解剖学　第2版．2018，医歯薬出版，東京．より）

3. 下顎骨

下顎骨は顔面の下部を占める馬蹄形の骨で，下顎の支柱をなす．下顎体，下顎枝からなる．

1）下顎体

下顎体は左右が正中部で癒着して1つの骨となる．下顎枝に向かって開いている（図7-7）．

① **歯槽部**：下顎体の上縁部で歯槽がある．

② **下顎底**：下顎体の下縁部

③ **下顎角**：下顎体の後端と下顎枝の下部でつくる．小児は鈍角，成人は直角に近づき，老人は再び鈍角となる．

④ **咬筋粗面**：下顎角外側面にある粗面．咬筋停止部である．

⑤ **翼突筋粗面**：下顎角付近の内面にある粗面．内側翼突筋の停止部となる．

⑥ **オトガイ結節**：下顎体の正中線下方の両側にある1対の小突起

⑦ **オトガイ隆起**：オトガイ結節の少し上方の正中線上にある無対の隆起

⑧ **オトガイ三角**：オトガイ結節左右2点とオトガイ隆起を結ぶ三角状の隆起

⑨ **オトガイ孔**：第二小臼歯の下方にあり，下顎管が開口する．オトガイ動脈，オトガイ神経の出口となる．

⑩ **オトガイ棘**：下顎体内側面正中部にある上下，左右2対の鋭い突起．上部はオトガイ舌筋，下部はオトガイ舌骨筋の起始部となる．

⑪ **二腹筋窩**：オトガイ棘の下外側方で下縁内側にある楕円形のくぼみ．顎二腹筋の停止部となる．

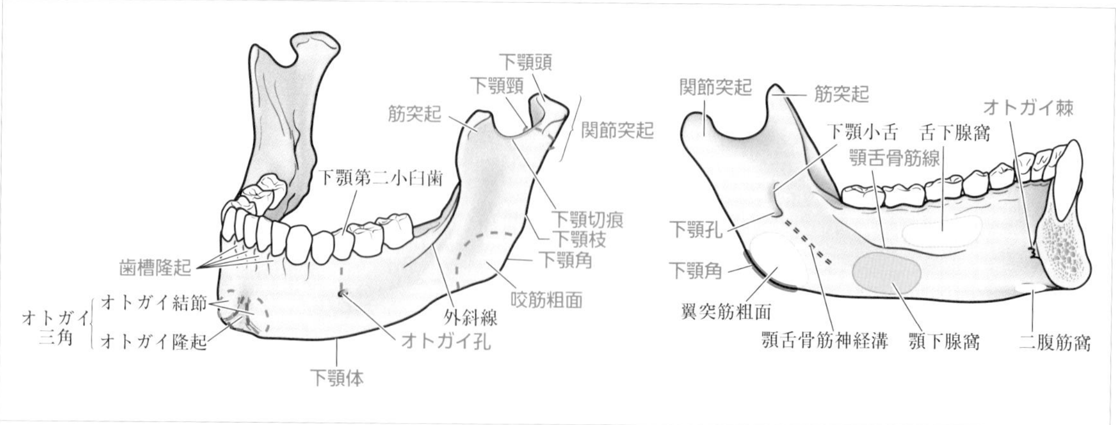

図7-7　**下顎骨**
（脇田　稔，井出吉信監修：口腔解剖学　第2版．2018，医歯薬出版，東京．より改変）

⑫ **顎舌骨筋線**：下顎体内側面の中央部で第一大臼歯から第三大臼歯を経て下顎枝に走る骨隆線（オトガイ棘の外側を後上方に走る隆線）．顎舌骨筋の起始部となる．

⑬ **顎舌骨筋神経溝**：顎舌骨筋線の後下方に平行に走り，下顎孔にまで達する．顎舌骨神経・動脈が通る．

⑭ **舌下腺窩**：顎舌骨筋線前端の前上方にある．

⑮ **顎下腺窩**：顎舌骨筋線前端の後下方で舌下腺，顎下腺による圧痕

2）下顎枝

下顎枝は下顎体の後上方に突出している（図7-8）．

① **下顎孔**：下顎枝内面のほぼ中央にある孔

② **下顎管**：下顎孔から下顎体前方に貫通し，オトガイ孔で下顎骨外面に開く．下歯槽神経，血管の通路となる．経過中，歯槽孔を分枝する．

③ **下顎小舌**：下顎孔の部分にある骨の小突起．蝶下顎靱帯の停止部となる．

④ **筋突起**：下顎枝上端の前方の突起．側頭筋の停止部となる．

⑤ **関節突起**：下顎枝上端の後方の突起．側頭骨の下顎窩とともに顎関節をつくる．

⑥ **下顎頭**：関節突起の上端部．側頭骨の下顎窩とともに顎関節をつくる．

⑦ **下顎頸**：下顎頭のくびれている部分

⑧ **翼突筋窩**：下顎頸の前内面にある．外側翼突筋の停止部となる．

⑨ **下顎切痕**：下顎枝の上端部で筋突起，関節突起に囲まれたくぼみ

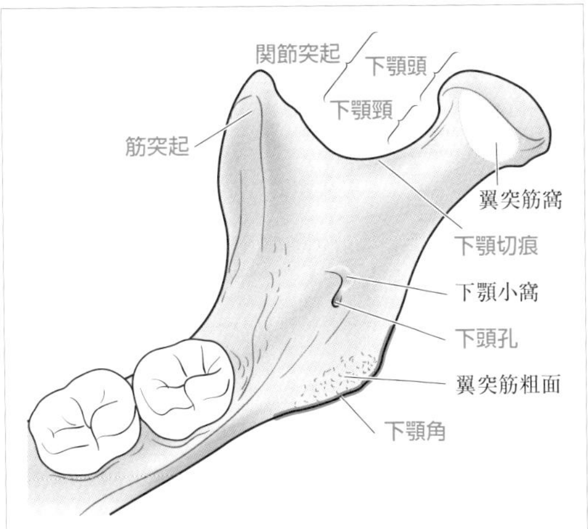

図7-8　下顎枝内面

（脇田　稔，井出吉信監修：口腔解剖学　第2版．2018，医歯薬出版，東京．より）

4．側頭骨

鱗部，鼓室部，岩様部の合する外側中央に外耳孔がある．

頭蓋骨の両外側面ほぼ中央にあり，鱗部，鼓室部，岩様部に区分される．骨の中には，平衡聴覚器（外耳，中耳，内耳）がある（図7-9）．

1）鱗　部

垂直に立つ半円形の薄い骨板．

① **鱗状縫合**：鱗部の上縁部と頭頂骨との連結部．鱗部の上縁は，カミソリのように薄くそぎとられたような形態をしている．

② **頬骨突起**：前方に伸びだしている突起．頬骨の側頭突起とともに頬骨弓をつくる．頬骨弓の後半部．頬骨突起の基底部には，下顎窩と関節結節がある．

2）鼓室部

外耳道の前下壁をつくる半管状の薄い骨板．前上縁は錐体鼓室裂になる．

3）岩様部

乳様突起をつくる乳突部と，前内側方に水平に突出する四角錐状の錐体に分けられる．

（1）乳突部

① **乳様突起**：外耳孔の後方で下方に突出した部分．胸鎖乳突筋の停止部になる．

② **茎状突起**：乳様突起の前下方．茎突舌骨靱帯や茎突舌筋の起始部．

③ **茎乳突孔**：茎状突起の基部．顔面神経の出口．

④ **乳突切痕**：乳様突起と茎乳突孔との間．

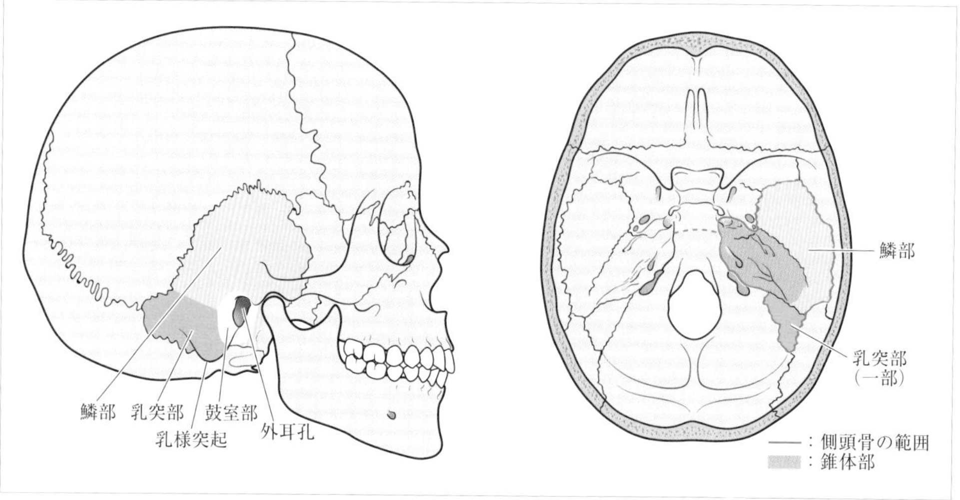

図7-9　側頭骨

（脇田　稔，井出吉信監修：口腔解剖学　第2版．2018，医歯薬出版，東京．より改変）

⑤ **乳突蜂巣**：乳様突起の内部．

(2) 錐体

前，後，下の3面および上，前，後の3縁に大別される．

錐体の中には内耳の構造がある．錐体の内側に内耳孔があり，内耳道につながっている．

下面には，頸動脈管の外口がある．

5．蝶形骨

1つの体と3つの突起（大翼，小翼，翼状突起）からなる（図7-10）．

> 大翼と小翼の間にある隙間を上眼窩裂といい，動眼神経，滑車神経，眼神経，外転神経が通る．

1）体

前方は鼻腔に達し，内部は蝶形骨洞（副鼻腔の1つ）で占められる．視神経が通る視神経管が貫通する．

2）大　翼

体後部の外側から前外側方へ翼状に広がる部分．3面（前方の眼窩面，上方の大脳面，外下方の側頭面）および3縁を有する．

① **正円孔**：中頭蓋窩と翼口蓋窩をつなぐ．三叉神経の上顎神経が通る．

② **卵円孔**：大翼の後内側端に位置し，三叉神経の下顎神経が通る．

③ **棘孔**：卵円孔の外後方にある．中硬膜動脈および下顎神経硬膜枝が通る．

3）小　翼

体の前端の両側から左右に翼のように突出している，三角形の部分．

4）翼状突起

体と大翼の間の下面から下方に頭蓋底面に対してほぼ直角に出る．外側板と内側板からなる．根部は前後に走る翼突管で貫かれる．

内側板，外側板は，それぞれ内側翼突筋，外側翼突筋の起始部である．

① **翼突切痕**：内側板と外側板の下部の間．

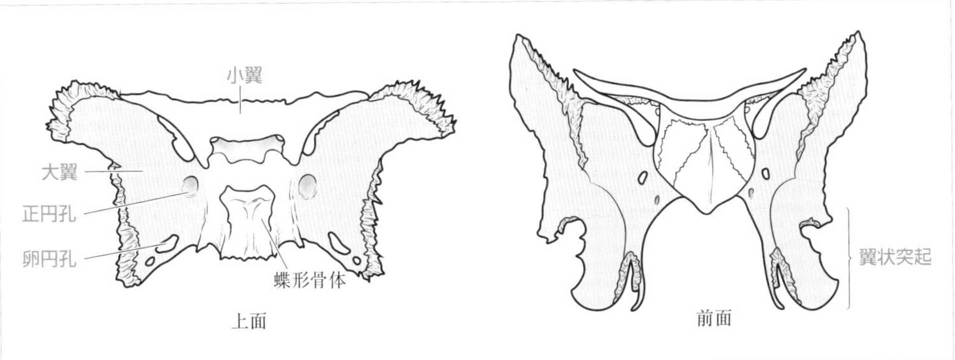

図7-10　蝶形骨

（脇田　稔，井出吉信監修：口腔解剖学　第2版．2018，医歯薬出版，東京．より改変）

② **翼突窩**：内側板と外側板の離開した後方の深いくぼみ．

③ **翼突鉤**：内側板の下端．細く鉤形に曲がっている．翼突下顎縫線（靱帯）が起始する．

④ **翼突管**：翼口蓋窩と外頭蓋底を結ぶ細管．翼突管神経，翼突管動静脈が通る．

6. 頬　骨

3つの面（外側面，眼窩面，側頭面）と2つの突起（側頭突起，前頭突起）をもち，ほぼ菱形をしている（図7-11）．

① **頬骨顔面孔**：外側面のほぼ中央にある孔．頬骨顔面神経を通す．

② **側頭突起**：側頭骨の頬骨突起とともに頬骨弓をつくる．頬骨弓の前半部．

③ **前頭突起**：眼窩の外側縁をつくる．

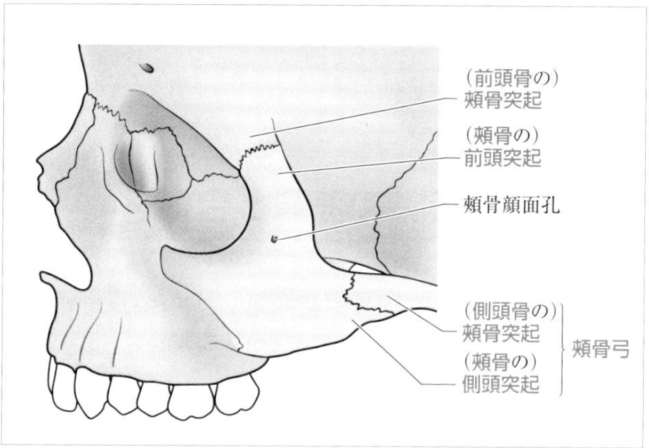

図7-11　頬骨

（脇田　稔，井出吉信監修：口腔解剖学　第2版．2018，医歯薬出版，東京．より改変）

7. 鼻　骨

左右に1対ずつある．ほぼ正中で接合し（鼻骨間縫合），梨状口の上縁をつくる．

8. 舌　骨

鰓弓軟骨に由来しており，下顎骨の後下方，**甲状軟骨**（のど仏）より2～3 cm**上方**にある**U字**型の骨（図7-12）．どの骨とも関節を形成せず，**筋・靱帯**で結合している．

若年者では，体と大角は軟骨によってつながっているが，成人では，骨化して1つの骨となる．

① **体**：中央の楕円船形をした部分．舌骨上筋群，舌骨下筋群の大部分がつく．

② **小角**：体の前面左右両側に付属する短小の円錐形．先端は茎突舌骨靱帯によって側頭骨上の茎状突起と連結し，つるされている．

③ **大角**：体の両側から後上方に左右に伸びる部分．舌骨舌筋が起こる．

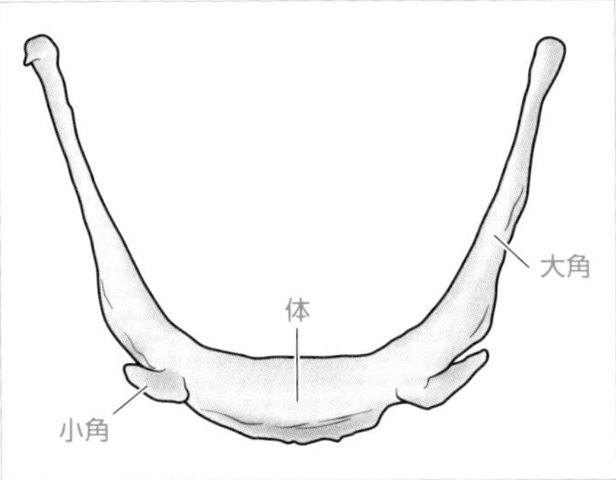

図7-12　舌骨
（脇田　稔，井出吉信監修：口腔解剖学　第2版．2018，医歯薬出版，東京．より改変）

一問一答

A 頭蓋骨

問1 頭蓋を構成する骨は何種類，何個か

答1 15種23個

問2 顔面頭蓋を構成する骨は何種類，何個か

答2 5種8個

問3 顔面頭蓋のうち無対の骨は

答3 下顎骨，舌骨

問4 硬口蓋を構成する骨は

答4 上顎骨，口蓋骨

問5 上顎結節にある孔は

答5 歯槽孔

問6 上顎骨にある突起は

答6 前頭突起，頬骨突起，歯槽突起，口蓋突起

問7 上顎骨にある副鼻腔は

答7 上顎洞

問8 下図のA~Dの名称は

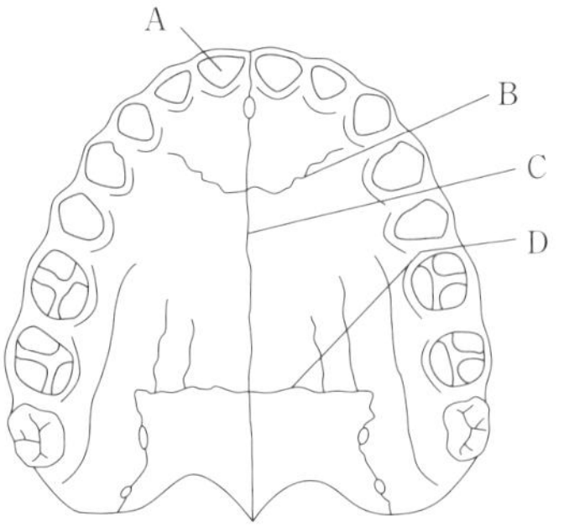

答8 A：歯槽
B：切歯縫合
C：正中口蓋縫合
D：横口蓋縫合

問9 下顎骨の外側にある孔は

答9 オトガイ孔

問10 下顎骨の内側にある孔は

答10 下顎孔

問11 下顎骨にある突起は

答11 筋突起，関節突起

問12 下顎枝にある孔は

答12 下顎孔

問13 下顎体にある孔は

答13 オトガイ孔

問14 頭蓋骨の両外側面中央にある骨は

答14 側頭骨

問15 側頭骨鱗部の上縁と頭頂骨の連結部の縫合は

答15 鱗状縫合

問**16**　蝶形骨にみられる3つの突起は

答**16**　大翼，小翼，翼状突起

問**17**　蝶形骨の大翼と小翼間にある隙間は

答**17**　上眼窩裂

問**18**　蝶形骨の体にある副鼻腔は

答**18**　蝶形骨洞

問**19**　翼状突起の内側板と外側板の間にあるのは

答**19**　翼状切痕

問**20**　頬骨の側頭突起は，側頭骨の頬骨突起とともに何をつくるか

答**20**　頬骨弓

問**21**　若年者と成人での舌骨の違いは

答**21**　若年者：体と大角が軟骨でつながっている
成人：骨化して1つの骨になる

第 8 章 口腔周囲の筋

知識の整理と重要事項

A 浅頭筋

骨から起こり皮膚に付着し，表情をつくる筋（顔面表情筋）で，皮筋である（図8-1）．顔面神経による支配を受ける．

1．口輪筋

口裂を輪状に取り巻く筋で，口裂を閉じたり，口唇をとがらすように働く．

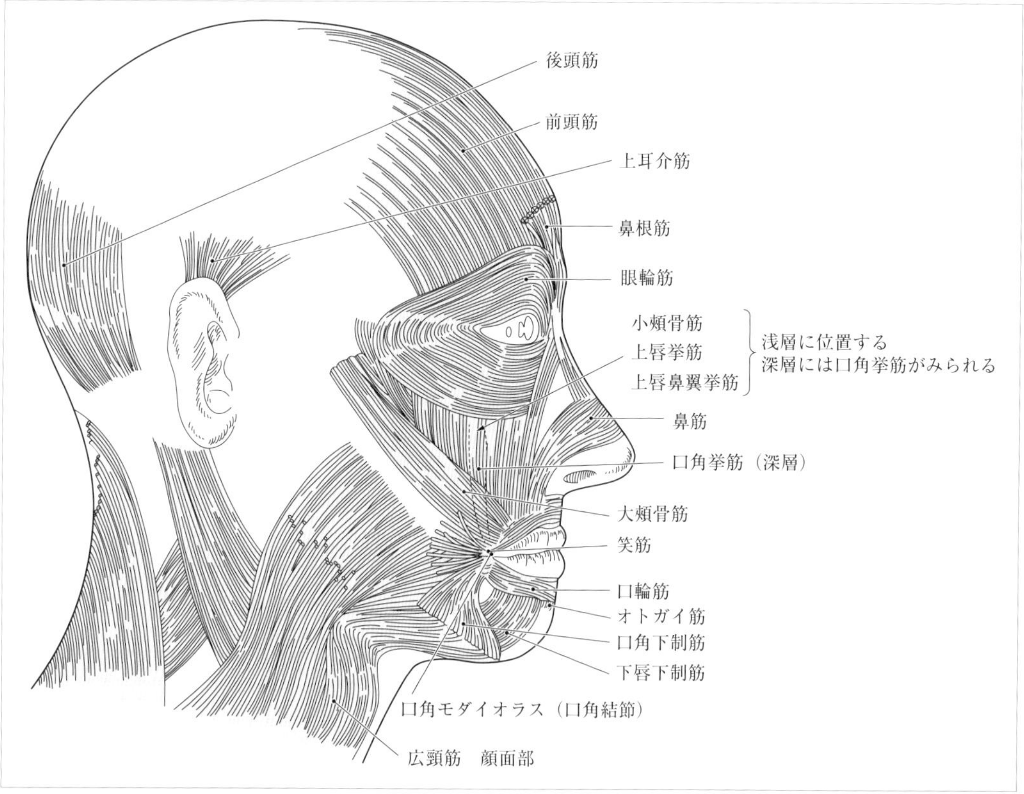

図8-1　**顔面表情筋**

（全国歯科衛生士教育協議会編：新歯科衛生士教本　解剖学・組織発生学・口腔解剖学　第2版．医歯薬出版，東京，1996．より改変）

2. 頰　筋

翼突下顎縫線などから起こり，口角につく．口角を外後方に引いたり，頰を歯列に押しつける，食物を歯列の上に載せるなどの働きをする．

B 深頭筋

咀嚼筋ともいう．頭蓋骨から起こり下顎骨に付着する強大な筋で，下顎骨を動かす．下顎神経（三叉神経第三枝）の支配をうける．

深頭筋には，咬筋，側頭筋，外側翼突筋，内側翼突筋があり（表8-1，図8-2～4），このうち閉口筋は咬筋，側頭筋，内側翼突筋の3つである．

表8-1　咀嚼筋

	起始部	停止部	筋の作用	関連事項
咬筋	頰骨弓下縁	下顎角外側面の咬筋粗面	・閉口運動（下顎の引き上げ） ・下顎骨挙上（下顎を引き上げ，前方に引く）	・下顎神経（咬筋神経） ・浅部と深部に大別される
側頭筋	側頭窩	下顎骨筋突起	・閉口運動（下顎の引き上げ） ・下顎骨挙上 ・下顎を後方に引き戻す（側頭筋後部） ・前後運動（後方のみ）	・下顎神経（深側頭神経） ・側頭窩を満たす ・頰骨弓の内側を通る ・前部筋束，中部筋束，後部筋束の3つの部分からなる
外側翼突筋	・上頭—蝶形骨大翼の側頭下稜 ・下頭—蝶形骨翼状突起外側板	・上頭—関節円板 ・下頭—下顎骨関節突起の下顎頸内側面にある翼突筋窩	・下顎の前進（下顎頭，関節円板を前方に引く） ・片側のみ働くと他側の下顎頭を中心に前下内方に回転し，両側同時に働くと下顎骨全体が前方に動いて開口する ・前後運動（前進のみ）	・下顎神経（外側翼突筋神経） ・側頭下窩にあり2頭を有する
内側翼突筋	蝶形骨の翼突窩	下顎角内側面の翼突筋粗面	・閉口運動（下顎の引き上げ） ・下顎骨挙上（下顎角部を前上方に引く）	・下顎神経（内側翼突筋神経） ・側頭下窩で外側翼突筋の下側にある

注1：前後運動は主として外側翼突筋（下顎の前進），側頭筋後部（下顎を後方に引く）の作用によって行われる．下顎の前進には咬筋，内側翼突筋，顎二腹筋も関与し，下顎を後方に引くのはオトガイ舌骨筋，顎舌骨筋，顎二腹筋前腹も関与する．

注2：嚥下は，顎を閉じ，舌骨下筋を動かさずに舌骨上筋を作用させることで舌骨が挙上し，行われる．閉口状態で行われるため，閉口筋が関与する．

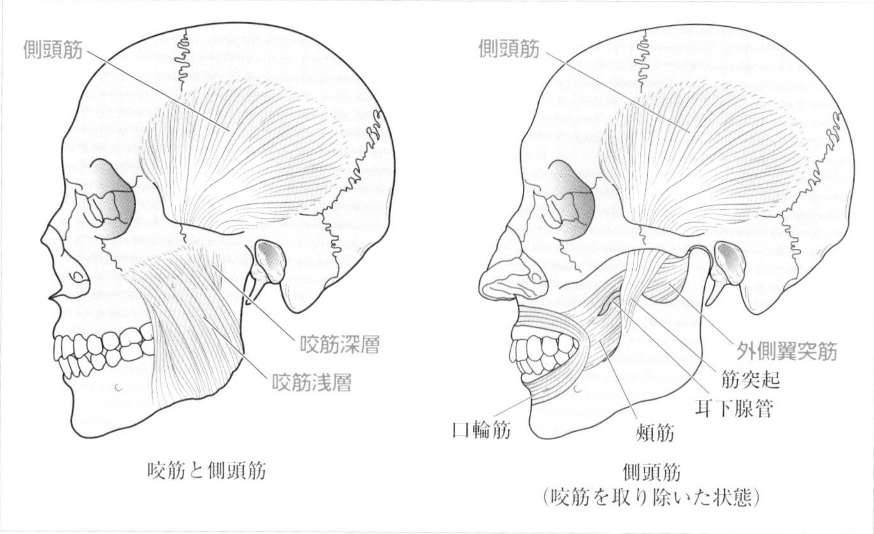

図8-2　咬筋と側頭筋

（左図：阿部伸一：歯科国試パーフェクトマスター　口腔解剖学．医歯薬出版，東京，2018．より．右図：脇田　稔，井出吉信監修：口腔解剖学　第2版．医歯薬出版，東京，2018．より）

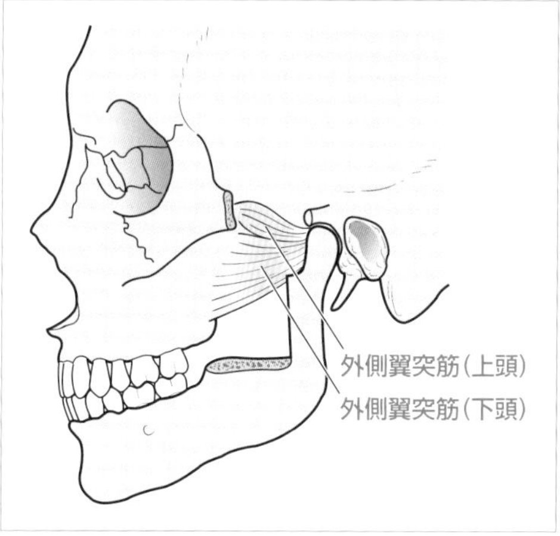

図8-3　外側翼突筋

（脇田　稔，井出吉信監修：口腔解剖学　第2版．医歯薬出版，東京，2018．より）

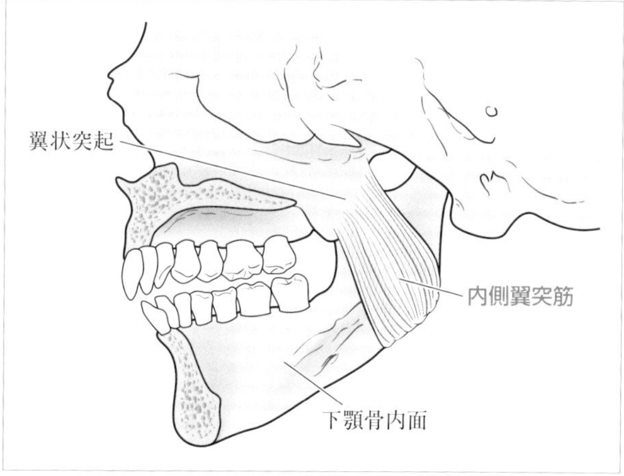

図8-4　内側翼突筋

（脇田　稔，井出吉信監修：口腔解剖学　第2版．医歯薬出版，東京，2018．より）

一問一答

A 浅頭筋

問1 浅頭筋とは

答1 骨から起こり皮膚に付着し，表情をつくる筋

問2 浅頭筋を支配する神経は

答2 顔面神経

問3 口裂を輪状に取り巻く筋は

答3 口輪筋

問4 口角を外後方に引いたり頬を歯列に押し付ける筋は

答4 頬筋

B 深頭筋

問5 深頭筋とは

答5 浅頭筋（表情筋）よりも深いところにある筋のこと．咀嚼筋ともいい，下顎を動かす働きをもつ

問6 深頭筋を支配する神経は

答6 下顎神経

問7 咀嚼筋で下顎の前方運動に関与する筋は

答7 外側翼突筋

問8 咀嚼筋で下顎骨下顎枝を挟んで咬筋と平行に走る筋は

答8 内側翼突筋

問9 咀嚼筋で閉口運動に関与する筋は

答9 咬筋，側頭筋，内側翼突筋

問10 咬筋の起始部は

答10 頬骨弓下縁

問11 咬筋の停止部は

答11 下顎角外側面の咬筋粗面

問12 側頭筋の起始部および停止部は

答12 起始：側頭窩
停止：下顎骨筋突起

問13 外側翼突筋の起始部は

答13 上頭：蝶形骨大翼の側頭下稜
下頭：蝶形骨翼状突起外側板

問14 内側翼突筋の停止部は

答14 下顎角内側面の翼突筋粗面

第 9 章　口　腔

知識の整理と重要事項

A　口　腔

消化器官の入口である口腔は，口唇，頬，口蓋，舌，歯肉，歯列，唾液腺などでつくられた空間である．口裂によって外界に開き，前壁は口唇，側壁は頬で境される．上壁は口蓋，下壁は口底（口腔底）である．口底の中央部に舌が存在する．後方は口峡《こうきょう》によって咽頭《いんとう》と境される（図9-1〜3）．

1．口腔前庭

口唇および頬（頬粘膜）の内側で，歯列弓および歯肉によって境される馬蹄形の空間をいう．口唇は口腔の前壁をなし，頬は口唇の後外側に続いて口腔前庭の外側壁をつくる．上唇小帯，下唇小帯，頬小帯が存在する．

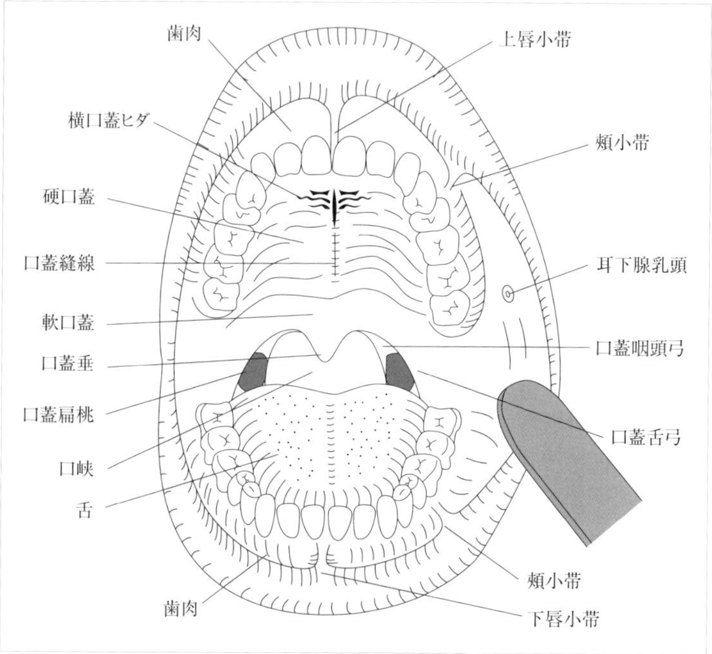

図9-1　**口腔**

（全国歯科技工士教育協議会編：口腔・顎顔面解剖学．医歯薬出版，東京，2016．より）

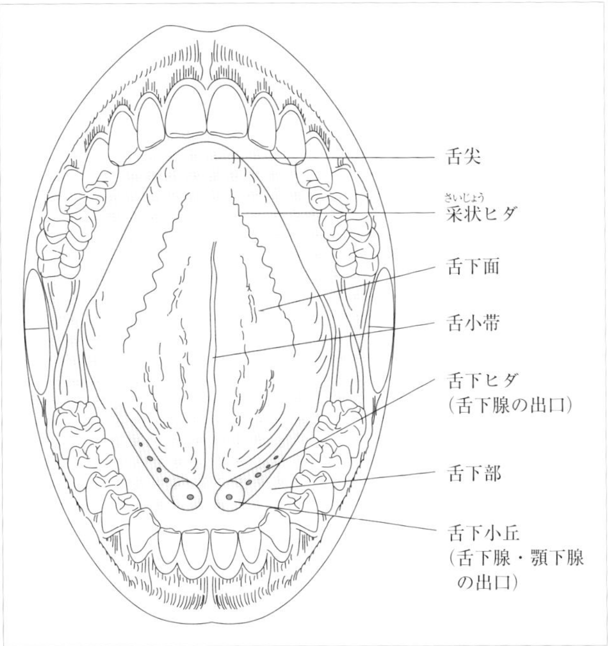

図9-2　口腔（舌を上げた状態）

（全国歯科衛生士教育協議会監修：最新歯科衛生士教本　歯・口腔の構造と機能　口腔解剖学・口腔組織発生学・口腔生理学．医歯薬出版，東京，2011．より）

2．固有口腔

狭義の口腔で，歯列より内側の部分をいう．舌小帯，切歯乳頭，口蓋縫線，舌，横口蓋ヒダが存在する．

3．口腔粘膜

口腔粘膜は粘膜上皮，粘膜固有層，粘膜下層の3層からなる．

咀嚼粘膜は硬口蓋や歯肉などで，角化している．被覆粘膜は口唇と歯槽粘膜，頬，軟口蓋などで，角化していない．

B　口　蓋

口腔の上壁であるとともに鼻腔底をなす．

1．硬口蓋と軟口蓋

口蓋は硬口蓋と軟口蓋に分けられる．

1）硬口蓋

硬口蓋は骨口蓋（上顎骨の口蓋突起と口蓋骨の水平板）が支柱で，口蓋

硬口蓋粘膜は角化傾向にあり，軟口蓋粘膜は角化せず色も赤い．

横口蓋ヒダは口蓋縫線の左右にみられる数条のヒダのことであり，口蓋皺襞（こうがいすうへき）ともよばれる．

の前方2/3を占める．

硬口蓋には，口蓋縫線，切歯乳頭，横口蓋ヒダがある．

2）軟口蓋

軟口蓋は筋層が中核をなし，内部は骨を欠くため，可動性がある．後端は自由縁で終わる．口蓋の後方1/3を占め，後鼻孔を塞ぐ．

2. 口《こう》 峡《きょう》

口蓋帆《こうがいはん》（上壁）および口蓋舌弓・口蓋咽頭弓（側壁）と，舌根で囲まれた空間で，口腔と咽頭との境，移行部である．

1）口蓋帆

口蓋帆は，軟口蓋の後部のことである．口蓋帆後縁の正中部から口蓋垂が垂れ下がり，その両側から口蓋舌弓（前方），口蓋咽頭弓（後方）が走る．口蓋舌弓と口蓋咽頭弓はともに弓状のヒダである．

2）口蓋扁桃

口蓋舌弓と口蓋咽頭弓との間のくぼみ（扁桃窩）にあるリンパ小節の集合体である．

3. 口蓋筋

口蓋筋は軟口蓋（口蓋帆）を形成する5つの筋のことである．

1）口蓋帆張筋《こうがいはんちょうきん》

口蓋帆を緊張させる．下顎神経の支配による．

2）口蓋帆挙筋《こうがいはんきょきん》

口蓋帆を引き上げる．咽頭神経叢の支配による．

3）口蓋垂筋《こうがいすいきん》

口蓋帆を後方に上げる．咽頭神経叢の支配による．

4）口蓋舌筋《こうがいぜっきん》

口蓋帆を引き下げる．咽頭神経叢の支配による．

5）口蓋咽頭筋《こうがいいんとうきん》

口蓋帆を引き下げる．咽頭神経叢の支配による．

C 唾液腺

▶唾液の働き
- 消化液として食物を消化
- 食塊形成から嚥下までを助ける
- 細菌を溶解して殺菌する

1. 役 割

唾液腺は口腔腺ともよばれ，口腔粘膜表面に開口して唾液を分泌する（図9-3, 4）．大唾液腺と小唾液腺がある．

唾液には咀嚼・嚥下や発音を円滑にするほか，味覚の媒体としての作用もある．

2. 部　位

1）大唾液腺（図9-3）

口腔粘膜から離れたところにある腺で，分泌物は長大な導管によって口腔に運ばれる．

(1) 耳下腺

外耳の前下方に広がる扁平不正三角形をした最大の大唾液腺である．導管（耳下腺管）は上顎第二大臼歯に対向したところで頰粘膜を貫いて，耳下腺乳頭に開口する．純漿液腺である．

(2) 顎下腺

下顎底内側の顎下三角にある腺で，大唾液腺の1つである．導管（顎下腺管）を通って舌下小丘に開口する．漿液腺優位の混合腺である．

(3) 舌下腺

下顎体の舌下腺窩の内側で，口腔粘膜下にある．大唾液腺の1つである．顎下腺とは顎舌骨筋によって隔てられる，粘液腺優位の混合腺である．

- 大舌下腺：導管（大舌下腺管）を通って舌下小丘に開口する．
- 小舌下腺：導管（小舌下腺管）を通って舌下ヒダに開口する．

顎下三角とは，下顎底と顎二腹筋前・後腹の間にできる三角のことである（教本「口腔・顎顔面解剖学」p.141参照）．

舌下腺窩の位置については7章（p.100）の図7-7を参照．

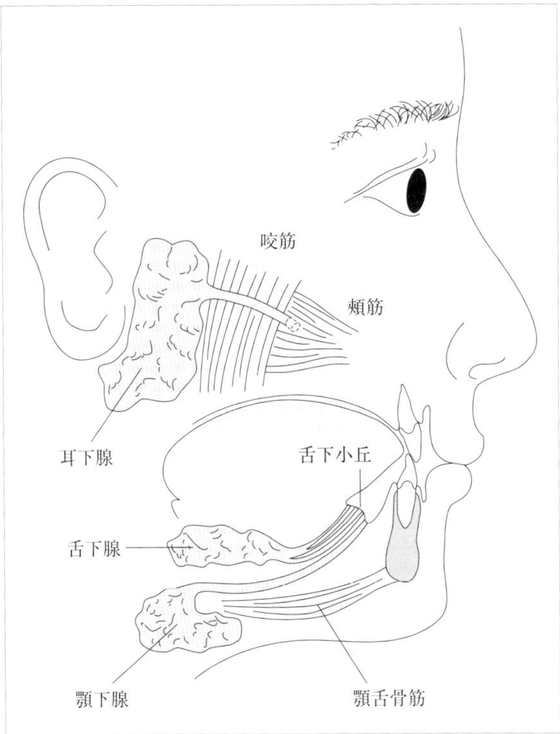

図9-3　大唾液線

（森本俊文ほか編：基礎歯科生理学　第5版．医歯薬出版．東京，2008．より）

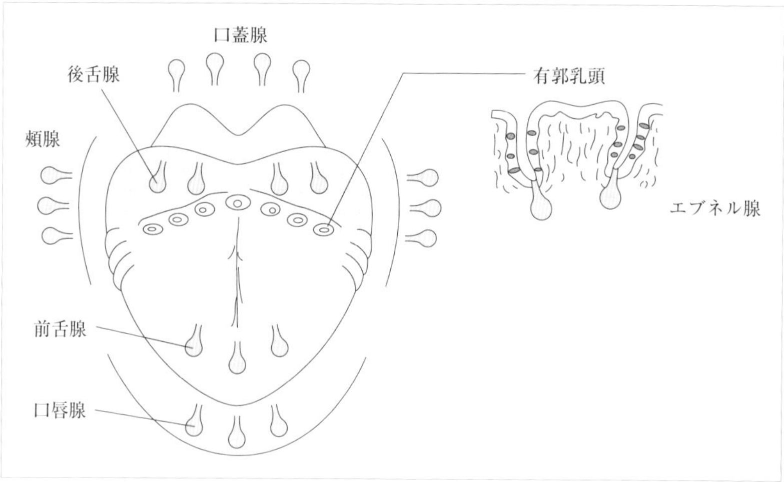

図9-4　**小唾液腺**

（森本俊文ほか編：基礎歯科生理学　第5版．医歯薬出版，東京，2008．より改変）

2）小唾液腺（図9-4）

口腔粘膜直下にある腺をいう．

（1）口唇腺

小唾液腺の1つで，混合腺（粘液腺＋漿液《しょうえき》腺）である．

（2）舌腺

小唾液腺の1つで，前舌腺（舌尖下面），後舌腺（舌根および舌縁後部の深部），エブネル腺（有郭乳頭周囲の溝の底部）からなる．前舌腺は混合腺，後舌腺は粘液腺，エブネル腺は漿液腺である．

（3）頬腺

小唾液腺の1つで，混合腺である．

（4）臼歯腺

小唾液腺の1つで，混合腺である．

（5）口蓋腺

小唾液腺の1つで，粘液腺である．

▶粘液腺と漿液腺

粘液腺：タンパク質を多く含む粘液性の高い唾液を分泌する線

漿液腺：水を大量に含む唾液を分泌する腺

D 舌

V字形の分界溝によって舌背と舌根に分けられる．

口底後部から突き出た筋性の器官で，舌尖，舌背（舌体），舌根に分けられる（図9-5）．舌背（舌体）と舌根の境を分界溝，分界溝の中央を舌盲孔という．

舌下部には舌小帯，舌下ヒダ，舌下小丘があり，オトガイ舌筋，オトガイ舌骨筋，顎舌骨筋，顎二腹筋の前腹，広頸筋などにより形成される．

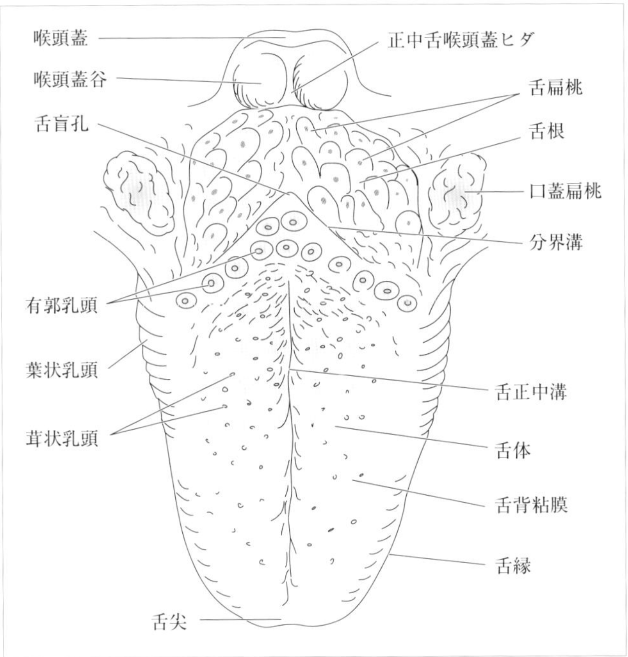

図9-5　舌の表面構造

(脇田　稔，井出吉信監修：口腔解剖学　第2版．医歯薬出版，東京，2018．より)

1．舌乳頭

舌背にみられる無数の小突起をいう．

1）糸状乳頭《しじょう》

舌背全体に白くみえる最も数が多い乳頭で，角化している．

2）茸状乳頭《じじょう》

舌背全体にある赤い乳頭で角化していない．

3）葉状乳頭《ようしょう》

舌後部外側縁に数個ずつ並ぶ細長いヒダ状の乳頭で角化していない．

4）有郭乳頭《ゆうかく》

舌の後方（分界溝の前）にV字形に総数7～12個並ぶ低い円柱状の最大の乳頭で角化していない．

2．味《み》 蕾《らい》

味覚の受容器で，葉状乳頭，有郭乳頭に存在する．茸状乳頭にもあることがある．

3. 舌　筋

1）内舌筋（図9-6）

舌の形を変える筋で，上縦舌筋，下縦舌筋，横舌筋，垂直舌筋がある．舌内から起こり舌内に終わる．

2）外舌筋（図9-7）

舌の位置を変える筋で，茎突舌筋，舌骨舌筋，オトガイ舌筋がある．舌外から起こり舌内に終わる（図9-7）．

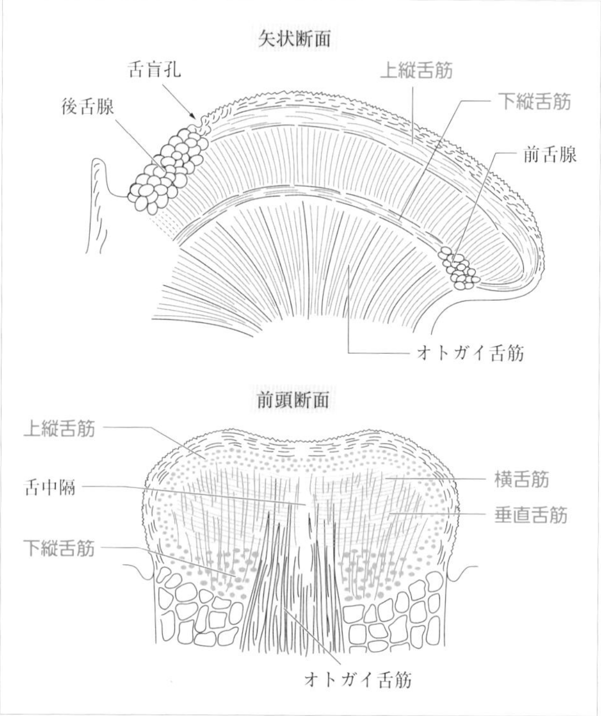

図9-6　内舌筋（赤字の筋が内舌筋）

（全国歯科衛生士教育協議会編：新歯科衛生士教本　解剖学・組織発生学・口腔解剖学　第2版．医歯薬出版，東京，1996．より）

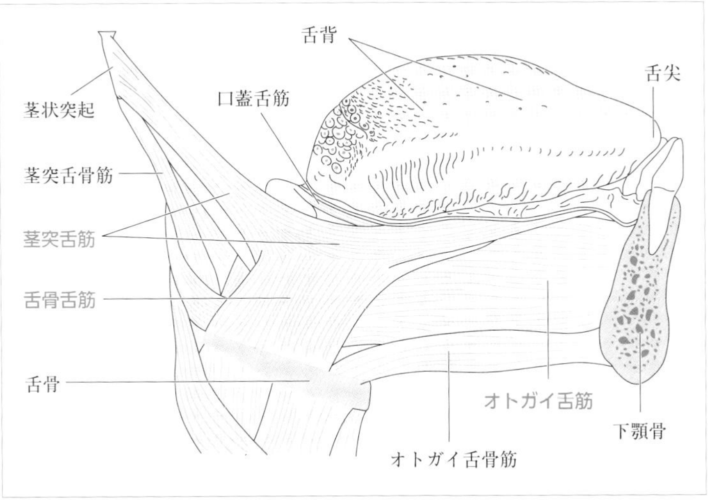

図9-7　外舌筋（赤字の筋が外舌筋）
（脇田　稔，井出吉信監修：口腔解剖学　第2版．医歯薬出版，東京，2018．より．）

一問一答

A 口 腔

問1	歯列弓と歯肉より外側で，口唇，頰粘膜によって境されている馬蹄形の空間は	答1	口腔前庭
問2	口腔の主たる部分で歯列弓の内側から口峡までの舌によって占められている空間は	答2	固有口腔
問3	口腔前庭にある小帯は	答3	上唇小帯，下唇小帯，頰小帯
問4	固有口腔にある小帯は	答4	舌小帯
問5	咀嚼粘膜は	答5	歯肉，硬口蓋
問6	被覆粘膜は	答6	頰，口唇，歯槽粘膜，軟口蓋など

B 口 蓋

問7	硬口蓋とは	答7	口蓋の前方2/3で，骨性の支柱からなる
問8	軟口蓋とは	答8	口蓋の後方1/3で，可動性部分として骨格筋からなる

C 唾液腺

問9	唾液腺とは	答9	口腔粘膜の表面に開口し，唾液を分泌する腺
問10	唾液の役割は	答10	咀嚼・嚥下，発音を円滑にし，消化酵素や殺菌物質を分泌する
問11	大唾液腺の種類は	答11	耳下腺，顎下腺，舌下腺
問12	小唾液腺の種類は	答12	舌腺，頰腺，臼歯腺，口蓋腺，口唇腺

問**13** 耳下腺の開口部は

答**13** 頬粘膜にある耳下腺乳頭

問**14** 答**13**の位置は

答**14** 上顎臼歯部の頬粘膜（上顎第二大臼歯に対向）

問**15** 顎下腺の開口部は

答**15** 舌下小丘

問**16** 大舌下腺の開口部は

答**16** 舌下小丘

問**17** 小舌下腺の開口部は

答**17** 舌下ヒダ

D 舌

問**18** 舌乳頭の種類は

答**18** 有郭乳頭，葉状乳頭，茸状乳頭，糸状乳頭

問**19** 舌背の全面に密生する乳頭は

答**19** 糸状乳頭

問**20** 分界溝の前に7～12個程度が1列に並ぶ乳頭は

答**20** 有郭乳頭

問**21** 舌背の全面に散在する針頭大の赤い点状の乳頭は

答**21** 茸状乳頭

問**22** 舌縁の後方に数個ずつ並ぶ細長いヒダ状の乳頭は

答**22** 葉状乳頭

問**23** 味蕾とは

答**23** 味覚の受容器

問**24** 味蕾がみられる舌乳頭は

答**24** 葉状乳頭，有郭乳頭，茸状乳頭

問**25** 内舌筋とは

答**25** 舌内にあって舌の形を変える筋

問**26** 外舌筋とは

答**26** 舌外から起こって舌内に放散し舌の位置を変える筋

問**27** 内舌筋の種類は

答**27** 上縦舌筋，下縦舌筋，横舌筋，垂直舌筋

問**28** 外舌筋の種類は

答**28** オトガイ舌筋，舌骨舌筋，茎突舌筋

第10章 顎口腔系の形態

知識の整理と重要事項

歯，歯肉，骨，咀嚼筋，顎関節，舌および口腔粘膜と，これらの運動に関与する神経系などが協調して働く．これらすべての器官を総称して顎口腔系とよんでいる．

口腔の上方は骨の壁，側方の一部は骨で一部は筋，下方はすべて筋からなる．

口腔は，多様な機能を遂行するため，硬い部分と軟らかい部分が巧妙に組み合わさった複雑な構成をしている．

失われた組織の人工材料による修復によって，顎口腔系の機能と外観を回復するためには，形態に関する知識や理論，形態付与技術の習得が必要である．

A 歯と歯列

1．スピー（Spee）の彎曲

全部床義歯の前後的調節彎曲はスピー（Spee）の彎曲を再現している．

天然歯列において，下顎犬歯の尖頭と下顎臼歯部の頬側咬頭頂を結び，これを矢状面に投影したときに現れる中心を上方にもつ円弧のことである（図10-1）．

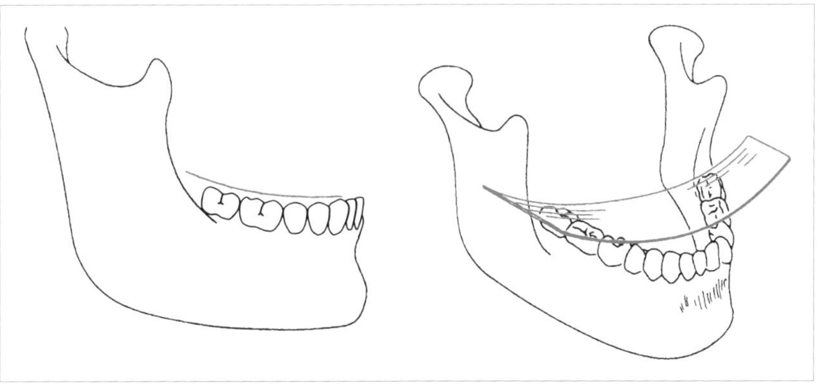

図10-1　スピー（Spee）の彎曲（左）とウィルソン（Willson）の彎曲（右）

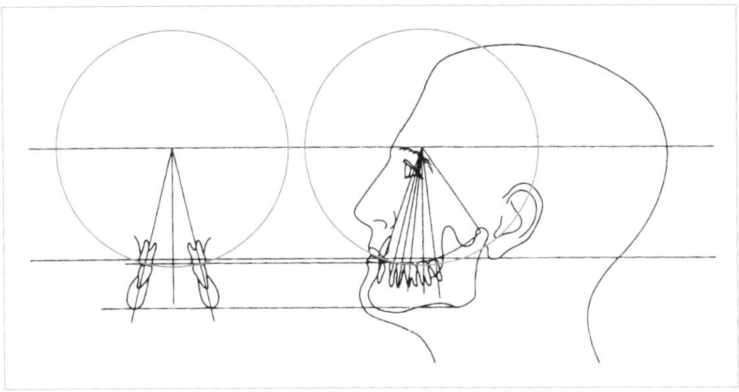

図10-2　モンソン（Monson）の球面
（Monson, G. S.：Occlusion as applied to crown and bridge work. *J. Natl. Dent. Assoc.*, **7**（5）：404, 1920.）

2. ウィルソン（Wilson）の彎曲

左右側大臼歯の頬舌側咬頭を結んでできる側方歯牙彎曲のことである（図10-1）.

咬合彎曲を前頭面へ投影することで得られる.

> 全部床義歯の側方的調節彎曲はウィルソン（Wilson）の彎曲を再現している.

3. モンソン（Monson）の球面

歯列の前後的および側方的彎曲からなる半径4インチ（約10 cm）の球面のことである（図10-2）. この球面の中心は，歯の歯軸方向にあるといわれている.

B 顎口腔系に関係する筋

顎口腔系の筋はすべて横紋筋で，随意筋に分類される．しかし，下顎の機能運動は通常無意識的に行われるものの，何らかの異常が生じた場合は，瞬時に意識下での下顎運動となる.

> **随意運動**
> 自己意識下で動かせる筋の運動のこと
> ↕
> **不随意運動**
> 自己意識下で動かせられない筋の運動のこと．その1つとして反射運動がある

1. 咀嚼筋（図10-3）

> 咀嚼筋については8章のp.109～110も参照.

1）側頭筋

側頭部を覆う．起始部は側頭窩で，停止部を下顎骨の筋突起とする．筋束の方向により前部（前部筋束），中部（中部筋束），後部（後部筋束）の3つの部分からなる.

2）咬筋

最も強大な咀嚼筋である．起始部を頬骨弓下縁とし，停止部を下顎骨の下顎角外面の咬筋粗面とする．浅部（浅層筋）と深部（深層筋）に大別され，浅部は深部より強大である.

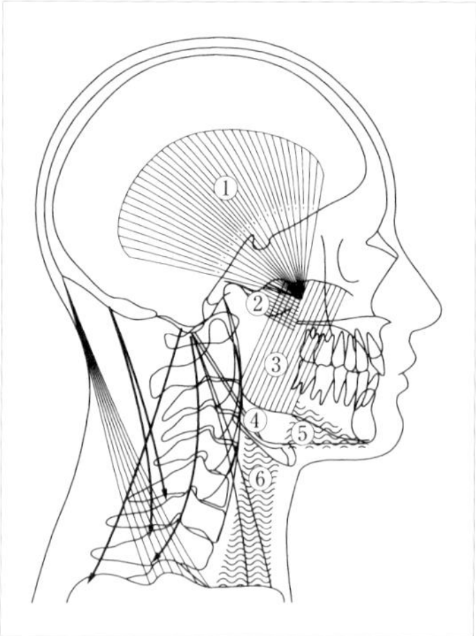

図10-3　頭頸部の骨格と主な筋
①側頭筋，②外側翼突筋，③咬筋浅部および内側翼突筋，④顎二腹筋後腹，⑤顎二腹筋前腹，⑥舌骨下筋群．
（Okeson, J. P.：Management of Temporomandibular Disorders and Occlusion. 3rd ed., C. V. Mosby, S. T. Louis, 1992.）

3）内側翼突筋

下顎骨の内側に位置する．起始部を蝶形骨翼状突起内面の翼突窩，停止部を下顎骨の下顎角内面の翼突筋粗面とする．側方から観察すると，下顎骨の外側に位置する咬筋浅部とほぼ同じ走行方向である．

4）外側翼突筋

前述の3種の筋とは異なり水平に走行し，上頭と下頭の2つに分かれる．上頭の起始部を蝶形骨大翼の側頭下稜とし，停止部を顎関節の関節円板とする．下頭の起始部を蝶形骨翼状突起外側板とし，停止部を下顎頸内側面の翼突筋窩とする．

2．咀嚼筋の機能

1）側頭筋

下顎を挙上，後退させる（閉口筋）．

2）咬筋

下顎骨を挙上して下顎を閉口させるとともに，咬合力や咀嚼力を発現する（閉口筋）．

3）内側翼突筋

下顎を前上方へ挙上させる（閉口筋）．

4）外側翼突筋

左右の下頭が同時に活動すると下顎は前方へ移動し，開口筋の活動が加わると下顎は開口する．片側のみが活動すると活動側の下顎頭が前下内方に移動し，下顎は対側へ側方移動する．

3. その他の筋（図10-3）

舌骨上筋群と舌骨下筋群のほか，咽頭部の筋，頬筋，口輪筋，さらには頸部の筋も頭部の姿勢維持と機能時の固定に重要な役割を果たす．また，舌骨上筋群の1つである顎二腹筋は開口筋の1つに数えられる．

主な表情筋の部位についても確認しておく必要がある（8章のp.108参照）．

C 顎関節

顎関節は左右一対の関節で，頭蓋で唯一の可動性部分である．側頭骨の下顎窩と下顎骨の関節突起（下顎頭）との間に関節円板が介在する（図10-4）．

［顎関節の特徴］

① 回転と滑走を行う．
② 左右相互に影響がある．
③ 軟骨の種類が線維性軟骨である．

1. 関節円板

関節包内部にあり，下顎骨と側頭骨の間に介在している組織である．大きさは500円玉ほどで白色を呈している．

矢状面から観察すると，中央部が最も薄く，前方と後方はこれよりも厚くなっている．後方は弾性線維に富んだ円板後部組織に，前方は外側翼突筋上頭に移行している．外側と内側は靱帯を介して下顎頭に付着している．

関節円板の中央部の厚さは，約1 mmである．

側頭骨の下顎窩と関節円板との間で構成される上関節腔と，下顎頭と関節円板との間で構成される下関節腔の2つの関節腔が存在する．これらの関節腔は滑液で満たされている．

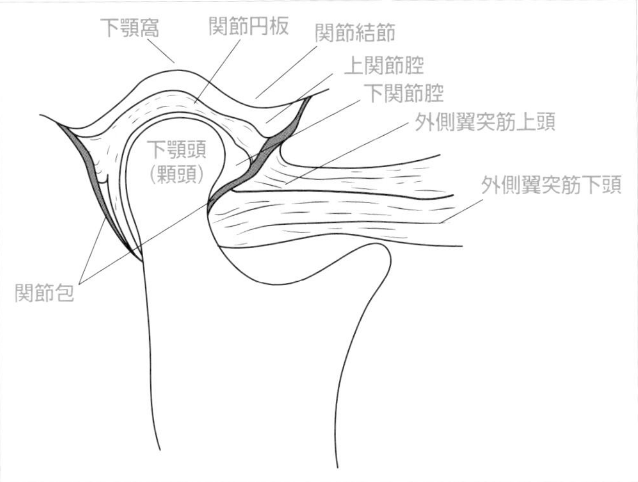

図10-4 顎関節の構造（右側）

2. 関節包

顎関節を包む袋状の組織である.

3. 靭　帯

> 靭帯は運動に制限を与えるための組織である.

顎関節部に位置するものは外側靭帯である.

下顎に停止する靭帯として内側に蝶下顎靭帯，茎突下顎靭帯があり，これらが下顎運動に制限を与え，顎関節を保護している.

4. 下顎窩

側頭骨の下顎窩の外形はS字を横にしたような形で，前方には関節結節が突出している.

5. 下顎頭（顆頭）

下顎骨の関節突起の尖端部分が下顎頭（顆頭）である．下顎頭は下顎窩よりも小さく，エックス線写真で観察すると両者の間に透過像が認められる．生体では，関節円板と軟骨，前方は外側翼突筋，後方は円板後部組織により満たされており，空隙は存在しない.

6. 軟骨部

顎関節を構成する骨の表面のうち，接触滑走する部分は線維性軟骨に覆われている.

7. 顎関節の運動

下顎運動時，下顎頭は以下のように運動する.

- **開口運動時**：下顎頭は関節円板との間で回転運動をしながら，関節円板とともに前下方へ移動（滑走運動）する．ただし，運動量が少ない範囲では回転運動（蝶番運動）のみを行う.
- **側方運動時（作業側）**：関節円板とともにわずかに後方や後外方へ移動する.
- **側方運動時（平衡側）**：関節円板とともに前下内方へ大きく移動する.

D 顎口腔系に関係する神経

顎口腔系を支配する主な神経は，三叉神経（眼神経，上顎神経，下顎神経），顔面神経，舌咽神経，舌下神経である（図10-5）.

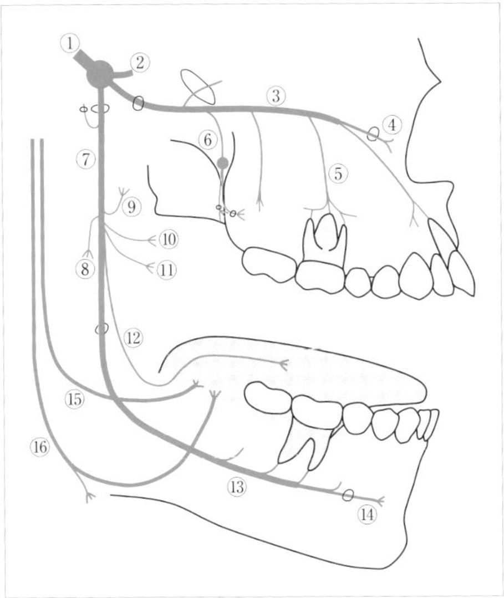

図10-5　顎口腔系の神経支配

①三叉神経，②眼神経，③上顎神経，④眼窩下神経，⑤上歯槽神経，⑥翼口蓋神経，⑦下顎神経，⑧咬筋神経，⑨深側頭神経，⑩外側翼突筋神経，⑪内側翼突筋神経，⑫舌神経，⑬下歯槽神経，⑭オトガイ神経，⑮舌咽神経，⑯舌下神経

（全国歯科技工士教育協議会編：新歯科技工士教本　顎口腔機能学．医歯薬出版，東京，2007.）

- 三叉神経
  - 眼神経 …… 前頭部の知覚を支配
  - 上顎神経
    - 眼窩下神経，上歯槽神経，翼口蓋神経 …… 上顔面皮膚と上顎・口蓋の粘膜の知覚を支配
    - その他，顔面・頭部の広い領域に分布
  - 下顎神経
    - 咬筋神経，深側頭神経，内側翼突筋神経，外側翼突筋神経，顎舌骨筋神経 …… 咀嚼筋などの運動を支配
    - 頬神経，耳介側頭神経，下歯槽神経，オトガイ神経，舌神経 …… 下顎・側頭部の知覚を支配

図10-6　三叉神経

1. 三叉神経

三叉神経は眼神経，上顎神経，下顎神経に分岐し，顎口腔系の知覚や運動を支配する（図10-6）．

2. その他の神経

- **顔面神経**：顔面筋の運動，味覚や唾液分泌などに関係．
- **舌咽神経**：主に舌と咽頭に分布し，味覚，耳下腺の分泌，咽頭部の知覚に関係．
- **舌下神経**：舌筋，舌骨筋の運動を支配．

顎口腔系を構成する骨（図10-7）

顎口腔系の骨格構造は，①頭蓋，②下顎骨，③舌骨，④歯列に分けられる．

頭蓋は複数の骨の集合体で，それぞれの骨は「縫合」という特殊な様式によって連結されている．

- **脳頭蓋骨（10種15個）**：①後頭骨，②蝶形骨，③側頭骨，④頭頂骨，⑤前頭骨，⑥篩骨，⑦鋤骨，⑧下鼻甲介，⑨涙骨，⑩鼻骨
- **顔面頭蓋骨（5種8個）**：①上顎骨，②頬骨，③口蓋骨，④下顎骨，⑤舌骨

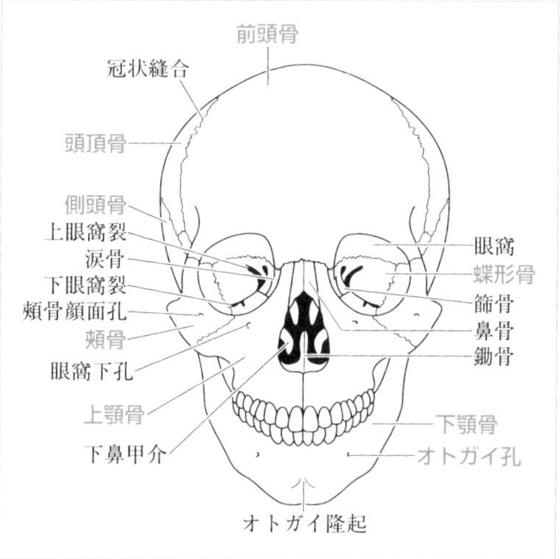

図10-7　顎口腔系を構成する骨

その他の軟組織

顎口腔系は，骨，顎関節，歯以外に，舌，口唇，頬，軟口蓋などの可動性の軟組織を含む．これらの組織が協調してはじめて，咀嚼，嚥下，発音が行える．

一問一答

A 歯と歯列

問1 スピー（Spee）の彎曲とは

答1 下顎犬歯の尖頭と下顎臼歯部頬側咬頭頂を連ねた下方に凸の彎曲

問2 ウィルソン（Wilson）の彎曲とは

答2 左右側の大臼歯の頬舌側咬頭を連ねた下方に凸の彎曲

問3 モンソン（Monson）の球面の中心点はどこか

答3 篩骨鶏冠付近

問4 モンソン（Monson）の球面の半径は

答4 4インチ（約10 cm）

問5 モンソン（Monson）カーブとは

答5 モンソン（Monson）の球面と一致する，左右側臼歯の頬舌側咬頭を結んでできる彎曲

問6 アンチモンソン（Monson）カーブとは

答6 モンソン（Monson）カーブと逆の彎曲

B 顎口腔系に関係する筋

問7 咀嚼筋とよばれる4つの筋は

答7 ①咬筋
②側頭筋
③内側翼突筋
④外側翼突筋

問8 咀嚼筋のうち閉口筋なのは

答8 咬筋，側頭筋，内側翼突筋

問9 咬筋の機能は

答9 下顎骨を挙上して下顎を閉口させるとともに，咬合力や咀嚼力を発現する（閉口筋）

問10 側頭筋の機能は

答10 下顎を挙上，後退させる（閉口筋）

問11 内側翼突筋の機能は

答11 下顎を前上方に挙上させる（閉口筋）

問**12** 外側翼突筋の機能は（片側のみ活動した場合）

答**12** 活動側の下顎頭と関節円板を前下内方に移動させる

問**13** 舌骨上筋群に含まれる筋は

答**13** 顎二腹筋，顎舌骨筋，オトガイ舌骨筋，茎突舌骨筋

問**14** 舌骨下筋群に含まれる筋は

答**14** 胸骨舌骨筋，肩甲舌骨筋，胸骨甲状筋，甲状舌骨筋

C 顎関節

問**15** 顎関節とは

答**15** 側頭骨の下顎窩と下顎骨の下顎頭との間に形成される関節

問**16** 顎関節の運動は

答**16** ①回転，②滑走

D 顎口腔系に関係する神経

問**17** 顎口腔系を支配する主な神経は

答**17** 三叉神経，顔面神経，舌咽神経，舌下神経

問**18** 答**17**のうち，咀嚼筋の運動を支配している神経は

答**18** 三叉神経

顎口腔系を構成する骨

問**19** 顎口腔系を構成する骨は

答**19** 側頭骨，蝶形骨，上顎骨，口蓋骨，下顎骨，舌骨

第11章 顎口腔系の機能

知識の整理と重要事項

A 顎口腔系の主な機能

1．歯の喪失による顎口腔系の変化

顎口腔系の機能は，顎口腔系を構成する口腔周囲器官の機能が統合されて営まれるため，構成単位のいずれかに障害があると，ほかの構成単位に悪影響が及び，ひいては顎口腔系全体に異常が発現する（図11-1）．

たとえば，下顎第一大臼歯を喪失すると，以下のようなことが起こりうる（図11-2）．

① 第二大臼歯が近心傾斜し，近心部にデンタルプラーク（歯垢）が付着する．
② 上顎第一大臼歯が挺出する．
③ 上顎第一大臼歯と下顎第二大臼歯が咬頭干渉する．
④ 接触点が緩み，食片が圧入する．
⑤ 齲蝕や歯周疾患を発症する．

喪失歯の後方歯は近心傾斜し，前方歯は遠心傾斜する．

喪失した歯の空隙に向かって移動した歯は，隣在歯との接触が緩くなって食片がはさまりやすく，齲蝕や歯周疾患になりやすい．

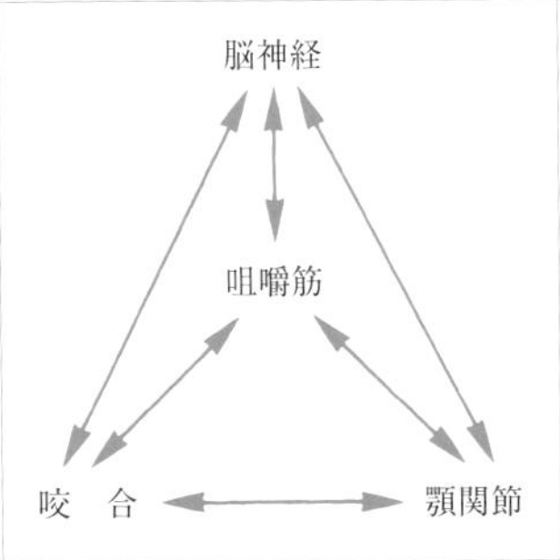

図11-1　機能的咬合系
（河村洋二郎改変，丸山剛郎：臨床生理咬合—顎口腔機能の診断と治療．医歯薬出版，東京，1988.）

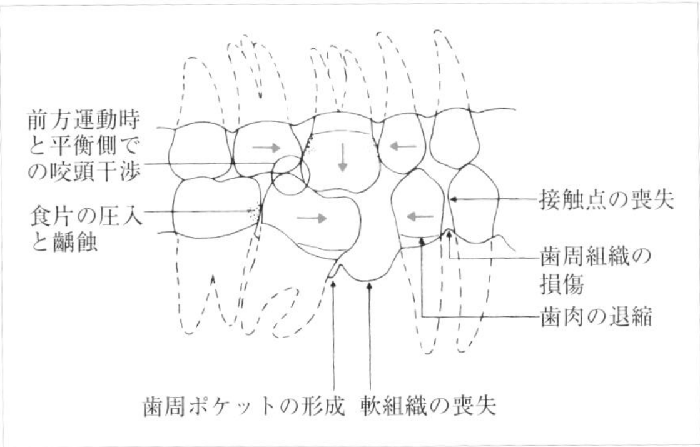

図11-2　下顎右側第一大臼歯の喪失による口腔内の変化
歯の維持は，顎口腔系の形態と機能の維持に重要である
（Roberts, D. H.：Fixed bridge prostheses. John Wright & Sons, Bristol, 1997, 8.）

2. 顎口腔系の主な機能

咀 嚼
↓
嚥 下
↓
消 化
の順に行われる.

1）咀　嚼

食物を取り込み，粉砕して唾液と混合し，食塊を形成するまでの過程をいう.

2）発　音

声帯が振動し，口腔，鼻腔で共鳴され，口唇，舌，歯，口蓋などで構音される.

3）嚥　下

咀嚼により食塊形成された食物を，口腔，咽頭，食道を経て胃へ送るまでの過程をいう.

① 口腔相→随意運動

② 咽頭相，食道相→反射運動

4）表　情

表情をつくって，感情を伝える.

B 下顎運動の分析に関する基準点・基準平面

1. 基準点（図11-3）

1）切歯点

下顎中切歯の近心隅角間の中点.

咬合平面やボンウィル（Bonwill）三角の前方基準点，ポッセルト（Posselt）の図形やゴシックアーチなどの下顎限界運動の測定点となる.

2）顆頭点（下顎頭点）

各種基準平面の後方基準点，下顎運動の原点となる.

平均的顆頭点，終末蝶番軸上の蝶番点（ヒンジアキシスポイント）などが用いられる.

両側の顆頭点を結んだ線を顆頭間軸，下顎運動時の顆頭点の軌跡を顆路という.

2）基準平面（図11-4）

1）矢状面

頭蓋骨の矢状縫合と平行で，生体を左右にほぼ等しく分ける平面で，顆頭間軸に直交する.

2）水平面

地面に垂直に立ったとき生体を上下に分ける平面で，地面と平行になる.

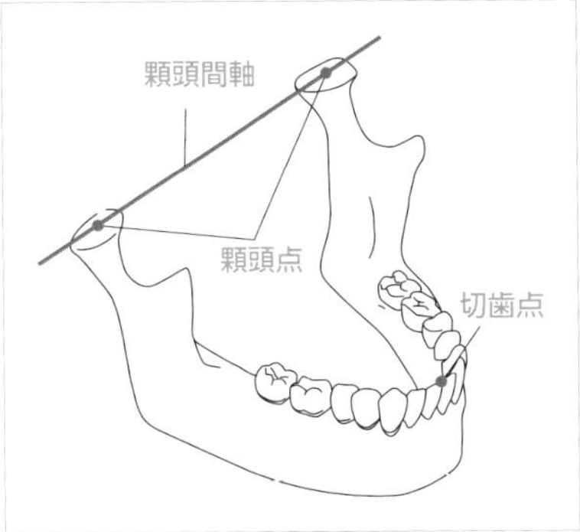

図11-3　下顎運動の基準点

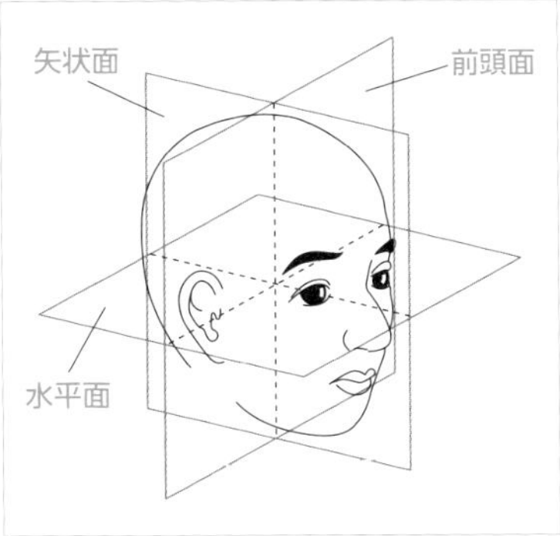

図11-4　顎口腔系の基準面

3）前頭面

頭蓋骨の冠状縫合と平行で，また頭蓋の前面部とほぼ平行となる平面で，生体を前後に分ける．

C 咬合に関する平面

頭蓋に特定の3点を定めて決定される仮想平面（水平面）．1つの前方基準点と2つの後方基準点で決定される．

前方基準点：眼窩下点，鼻翼下縁，鼻下点など．

後方基準点：平均的顆頭点，蝶番点など．

1．フランクフルト（Frankfort）平面

眼点（眼窩点＝眼窩下縁）と両側の耳珠上縁によって形成される平面で，眼耳平面ともよばれる（図11-5）．

フランクフルト（Frankfort）平面は安静時では地平面に対してほぼ平行となる．

2．カンペル（Camper）平面

鼻翼下縁と両側の耳珠上縁によって形成される平面で咬合平面とほぼ平行となる．全歯列の歯冠修復時や無歯顎者の咬合平面決定に用いられるので，補綴学的平面ともよばれる（図11-5）．

3．咬合平面

切歯点と下顎左右側第二大臼歯の遠心頬側咬頭頂によって形成される平面をいう．咬頭嵌合位においてはカンペル（Camper）平面とほぼ平行である（図11-5）．

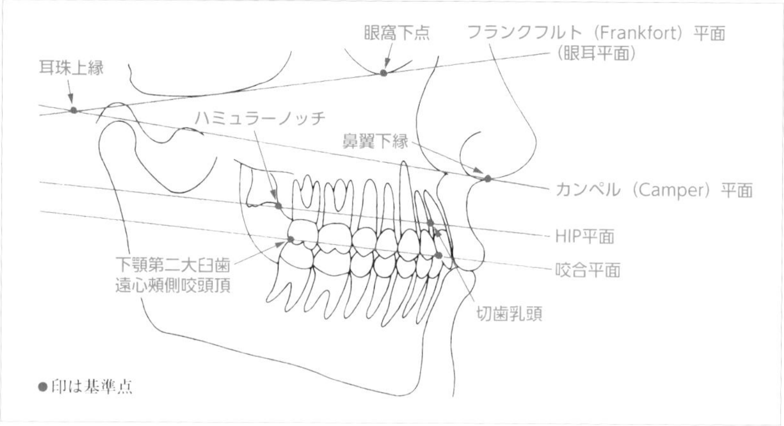

図11-5　**咬合に関する平面**

（全国歯科技工士教育協議会編：歯科技工士教本 顎口腔機能学．医歯薬出版，東京，1995.）

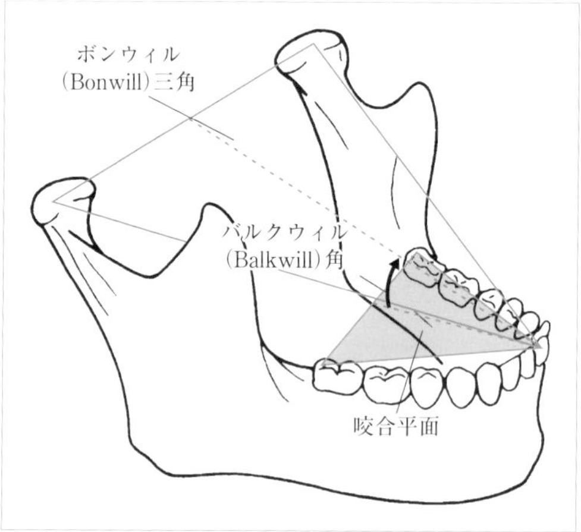

図11-6　**ボンウィル (Bonwill) 三角とバルクウィル (Balkwill) 角**

4. HIP平面

左右のハミュラーノッチ（翼突上顎切痕）と切歯乳頭によって形成される平面であり，咬合平面とほぼ平行である（図11-5）.

5. ボンウィル（Bonwill）三角

切歯点（p.132参照）と両側の下顎頭上面の中央部頂点（両側顆頭）を結んだときに形成される一辺4インチ（約10 cm）の正三角形のことである（図11-6）.

6. バルクウィル（Balkwill）角

咬合平面（p.133参照）とボンウィル（Bonwill）三角とのなす角のことで，23～30°，平均は26°といわれている（図11-6）.

D 顎口腔系の加齢

加齢に伴い，顎口腔系にはさまざまな形態的変化や機能低下が起こる（表11-1）．

歯の硬組織や歯周組織の加齢変化については，4章のp.69〜70を参照．

表11-1　加齢に伴う顎口腔系の変化

	部位/機能	加齢に伴う主な変化
形態的変化	顎関節の形態的変化	・下顎窩が浅くなり，顆路が緩くなる
	顎堤粘膜の形態的変化	・粘膜が萎縮する ・被圧変位量が減少する ・歯槽骨が吸収する
	舌の形態的変化	・義歯を装着しない場合，舌が肥大化する傾向にある
機能的変化	感覚機能の低下	・味覚が鈍くなる ・義歯への慣れが遅くなる
	唾液分泌機能の低下	・口腔乾燥症 ・創傷治癒（傷の治り）が遅くなる ・嚥下障害
	筋機能の低下	・下顎の運動機能が衰える ・嚥下障害が起こる ・発音障害

（祇園白信仁ほか編著：無歯顎補綴治療の基本．口腔保健協会，東京，2005．をもとに作成）

▶フレイル

筋機能の低下などにより，日常生活活動量の減少，身体能力の低下，体重減少などが起こること．口腔領域のフレイルを**オーラルフレイル**といい，口腔周囲筋の機能低下により摂食嚥下機能などの口腔機能が低下する．

一問一答

A 顎口腔系の主な機能

問1 顎口腔系の主な機能は

答1 ①咀嚼
②嚥下
③発音
④表情（コミュニケーション）

B 下顎運動の分析に関する基準点・基準平面

問2 切歯点とは

答2 下顎中切歯の近心隅角間の中点

問3 顆頭点とは

答3 下顎頭（顆頭）を代表する基準点

問4 顆頭間軸とは

答4 両側の顆頭点を結んだ線

問5 顆路とは

答5 下顎運動時の顆頭点の軌跡

問6 生体を左右にほぼ等しく分ける正中面に平行な平面は

答6 矢状面

問7 生体を上部と下部とに分ける平面は

答7 水平面

問8 頭蓋の前面部とほぼ平行になり，矢状面に直交し，生体を前後に分ける平面は

答8 前頭面

問9 前頭面の別名は

答9 冠状面

解説 頭蓋骨の冠状縫合の方向にほぼ一致するため，このようによばれる．冠状縫合についてはp.94の図7-1を参照．

C 咬合に関する平面

問10 フランクフルト（Frankfort）平面の基準点は

答10 左右側のいずれかの眼点（眼窩点）と両側の耳珠上縁

問**11** フランクフルト（Frankfort）平面の別名は

答**11** 眼耳平面

問**12** カンペル（Camper）平面の基準点は

答**12** 左右側いずれかの鼻翼下縁と両側の耳珠上縁

問**13** カンペル（Camper）平面の別名は

答**13** 補綴学的平面

問**14** 咬合平面とは

答**14** 切歯点と下顎左右側第二大臼歯の遠心頬側咬頭頂によって形成される平面

問**15** HIP平面の基準点は

答**15** 左右のハミュラーノッチ（翼突上顎切痕）と切歯乳頭

問**16** 咬頭嵌合位における咬合平面とほぼ平行な平面は

答**16** カンペル（Camper）平面，HIP平面

問**17** ボンウィル（Bonwill）三角とは

答**17** 切歯点と左右の下顎頭上面の中央部頂点を結んだ線で形成される三角形

問**18** ボンウィル（Bonwill）三角の一辺の長さは

答**18** 4インチ（約10 cm）

問**19** バルクウィル（Balkwill）角とは

答**19** 咬合平面とボンウィル（Bonwill）三角とのなす角

問**20** バルクウィル（Balkwill）角の平均は

答**20** 26°

D 顎口腔系の加齢

問**21** 顎口腔系の加齢に伴う機能的変化は

答**21** ①感覚機能の低下
②唾液分泌量の低下
③筋機能の低下

問**22** 加齢とともに歯の色調はどのように変化するのか

答**22** 濃くなる

問**23** 強いブラッシング圧などにより，歯頸部の歯質が削除され，象牙質が露出することを何というか

答**23** 楔《くさび》状欠損

問24 加齢による歯肉の退縮とは

答24 エナメル質の付着部や歯肉頂が根尖側へ移動し，臨床歯冠が長くなること

問25 加齢により顎堤粘膜にはどのような変化が起こるか

答25 ①粘膜の萎縮
②被圧変位量の減少

問26 加齢により顎関節にはどのような変化が起こるか

答26 ①下顎窩が浅くなる
②矢状顆路傾斜角が緩くなる

問27 加齢に伴う筋機能の低下などにより引き起こされる現象は

答27 フレイル

解説 筋機能の低下などにより，日常生活活動量の減少，身体能力の低下，体重減少などが起こることをフレイルという．口腔領域のフレイルを「オーラルフレイル」といい，口腔周囲筋の機能低下により摂食嚥下機能などの口腔機能が低下する．

第12章 下顎位

知識の整理と重要事項

下顎位とは，下顎の限界運動範囲内における上顎に対する下顎の三次元的な位置関係をいう．

A 咬頭嵌合位

1. 咬頭嵌合位

上下顎歯列が最も多くの部位で接触嵌合し，安定した状態の下顎位である．上下顎の歯のかみ合わせによって決定される．

> 咬頭嵌合位は主に臼歯部のかみ合わせで決定され，無歯顎者では存在しない．

2. 中心咬合位

形態的・機能的に正常な状態にある咬頭嵌合位をいい，咬頭嵌合位と同義とされる．

3. 顆頭安定位

正常歯列者の咬頭嵌合位における下顎頭は，下顎窩内の安定した位置にあるとされる．このときの顆頭位を顆頭安定位という．

> 顆頭位は，下顎窩に対する下顎頭の位置関係をさす．

4. 筋肉位

咀嚼筋群が協調活動した状態で，下顎安静位から閉口することによって得られる咬合位である．

B 中心位

中心位の定義は研究者で意見が分かれる．

1．定　義

① 下顎頭が下顎窩内で，関節円板の最も薄く血管のない部分に対合し，関節結節の斜面と向き合う前上方の位置である．中心位は，歯の接触とは関係なく下顎窩内での下顎頭の位置関係で決まる．

（その他の定義）

② 上顎に対して下顎が最後方位をとり，かつ下顎側方運動が可能な位置である．

③ 下顎頭が下顎窩内で緊張のない最後方位をとり，そこから無理のない下顎側方運動が可能な下顎位である．

④ 一定の垂直的位置関係において，側方運動が可能な上顎に対する下顎の最後方位である．

⑤ 下顎頭と関節円板が最中央で最上方にあるときの上下顎の関係をいう．

⑥ 下顎頭が下顎窩内で最上方で最後方にあるときの下顎位である．

⑦ 下顎頭を前最上方に位置させ，臨床的に決定される下顎位である．

C 下顎安静位

下顎安静位は筋の緊張が最小の状態で，下顎骨の自重で関節突起（下顎頭）が回転運動のみの状態である．このとき，上下顎歯の接触は認められない．

上体を起こして安静にしているときの下顎位である．咬頭嵌合位の2～3 mm下方の位置にあり，咬頭嵌合位が失われた症例の咬合高径の決定に応用される下顎位である．

1．安静空隙

下顎安静位における上下顎の歯列間距離（図12-1）をさす．正常者では上下顎前歯部で2～3 mmの安静空隙（フリーウェイスペース）が現れる．

下顎頭を中心とした回転運動であるため，前歯部と臼歯部の安静空隙時の距離は異なる．

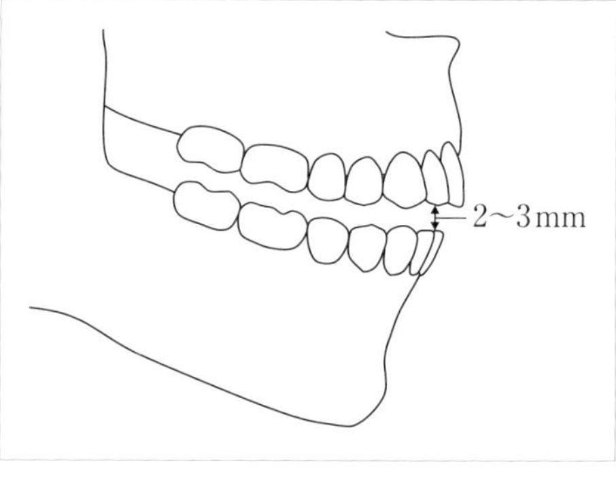

図12-1　下顎安静位
安静空隙（フリーウェイスペース）は，正常者の前歯部で2～3 mmである

D 偏心咬合位

1. 前方咬合位

咬頭嵌合位から上下顎の歯を接触させた状態で，前方に滑走運動させたときの咬合位を前方咬合位という（図12-2左）．

前方運動時に両側の下顎頭は，前下方に移動する．このときの下顎頭の経路を矢状面に投影したものを矢状顆路といい，この顆路が水平面となす角を矢状顆路傾斜角という．

2. 後方咬合位

咬頭嵌合位から下顎が後方へ移動するときの下顎位をいい，その移動距離は1 mm以下である．

3. 側方咬合位

咬頭嵌合位から上下顎の歯を接触させた状態で，左右に滑走運動させたときの咬合位を側方咬合位という（図12-2右）．

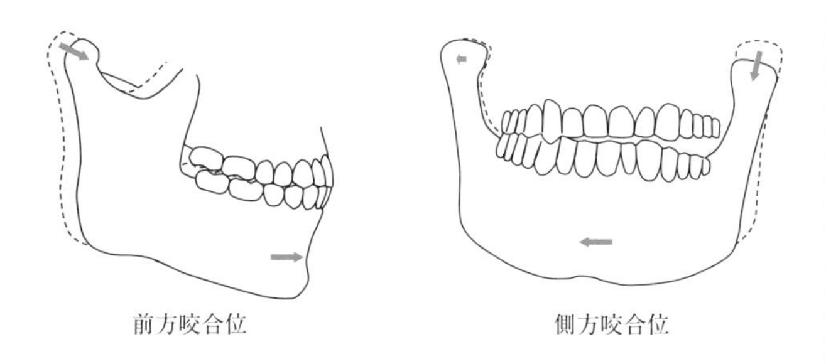

図12-2　**偏心咬合位**

▶偏心位

偏心位は，中心位，中心咬合位（咬頭嵌合位）以外のすべての下顎位のことをいう．

▶矢状顆路傾斜角

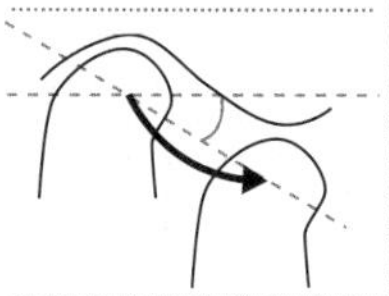

下顎位

一問一答

A 咬頭嵌合位

問 **1** 咬頭嵌合位とは

答 **1** 上下歯が最も多くの部位で咬合し安定した下顎位

解説 「上下歯列が最も接近した下顎位」とも表現される.

問 **2** 咬頭嵌合位の同義語として用いられるのは

答 **2** 中心咬合位

問 **3** 下顎頭が関節窩（下顎窩）内で緊張なく安定する位置は

答 **3** 顆頭安定位

問 **4** 咀嚼筋群が協調して下顎安静位から閉口することで得られる咬合位は

答 **4** 筋肉位

B 中心位

問 **5** 歯の接触とは関係なく下顎頭と関節窩（下顎窩）の位置関係で決まる下顎位は

答 **5** 中心位

問 **6** 終末蝶番運動が行われる下顎位は

答 **6** 中心位

問 **7** 終末蝶番運動の顆頭間軸のことをなんというか

答 **7** 終末蝶番軸

C 下顎安静位

問 **8** 上体を起こして安静にしているときの下顎位は

答 **8** 下顎安静位

問 **9** 無歯顎者で下顎安静位を用いて決定されるのは

答 **9** 咬合高径

問 **10** 挙上筋の緊張が最小に近い下顎位は

答 **10** 下顎安静位

問 **11** 下顎安静位時の前歯部での上下空隙量は

答 **11** 2～3 mm

問 **12** 答 **9** の空隙を何というか

答 **12** 安静空隙（フリーウェイスペース）

問 **13** 下顎安静位が位置する運動路は	答 **13** 習慣性開閉口運動路
問 **14** 咬頭嵌合位よりも前歯部で 2～3 mm 下方にある下顎位は	答 **14** 下顎安静位

D 偏心咬合位

問 **15** 咬頭嵌合位から上下歯を接触させて前方，側方，後方に移動させたときの咬合位は	答 **15** 偏心咬合位
問 **16** 前方運動時の下顎頭の経路を何というか	答 **16** 矢状顆路
問 **17** 前方運動時の下顎頭の経路と水平基準面とがなす角度は	答 **17** 矢状顆路傾斜角
問 **18** 矢状顆路傾斜角の計測に用いる咬合位は	答 **18** 前方咬合位

第13章 下顎運動

知識の整理と重要事項

下顎運動は，一般に下顎切歯部と下顎頭部が観察の対象として用いられる．

A 下顎運動の種類

上顎に対する下顎全体の運動を下顎運動といい，基本運動と機能運動に大別される．

開閉口運動，前後運動，側方運動の3つが下顎の基本運動である．これらが組み合わさって，機能運動が営まれる．

B 下顎の基本運動

1．開閉口運動

開口あるいは閉口する運動であり，①前方限界運動，②習慣性開閉口運動，③後方限界運動があるが，通常は下顎安静位を通る習慣性開閉口運動をさす．この運動は，無歯顎者の咬合採得，有歯顎者の咬合診断に用いら

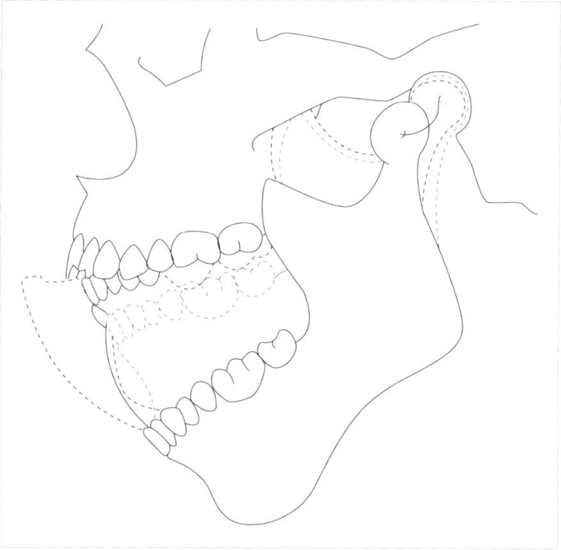

図13-1　開閉口運動（後方限界開閉口運動）

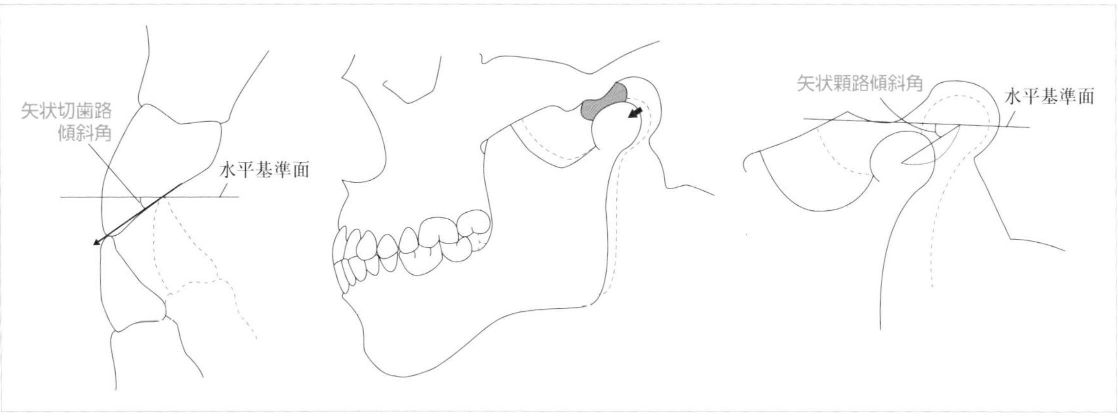

図13-2　**前方運動（前方滑走運動時）**

れる．

開口時，両側の下顎頭は，前方運動と同様に曲線を描いて前下方へ移動する（前方運動時よりも下方に移動する）．開口量が少ない場合，下顎頭は回転運動のみ行い，開口量が大きくなると滑走運動を伴う（図13-1）．

2. 前後運動

1）前方運動

下顎の前方向への運動であり，通常は咬頭嵌合位または下顎後退接触位から前方向への前方滑走運動をさす（図13-2）．

両側の下顎頭は，関節結節の斜面に沿って曲線を描いて前下方に移動し，下顎前歯部は上顎前歯部舌側面を前下方に滑走する．

2）後方運動

咬頭嵌合位から下顎最後退接触位までの1 mm以下のわずかな運動である．

3. 側方運動

咬頭嵌合位から右側あるいは左側へ移動する運動．移動側を作業側，移動側の反対側を平衡側または非作業側とよび，基本的には作業側下顎頭を中心とした回転運動である（図13-3）．

しかし実際は，たとえば左側方運動時には，左側（作業側）下顎頭はわずかに外側（左側）へ移動，右側（平衡側）下顎頭は前下内方へ移動する．

側方運動は複雑であるため，基本の回転運動を理解し，そのうえでサイドシフトを考えると理解しやすい．

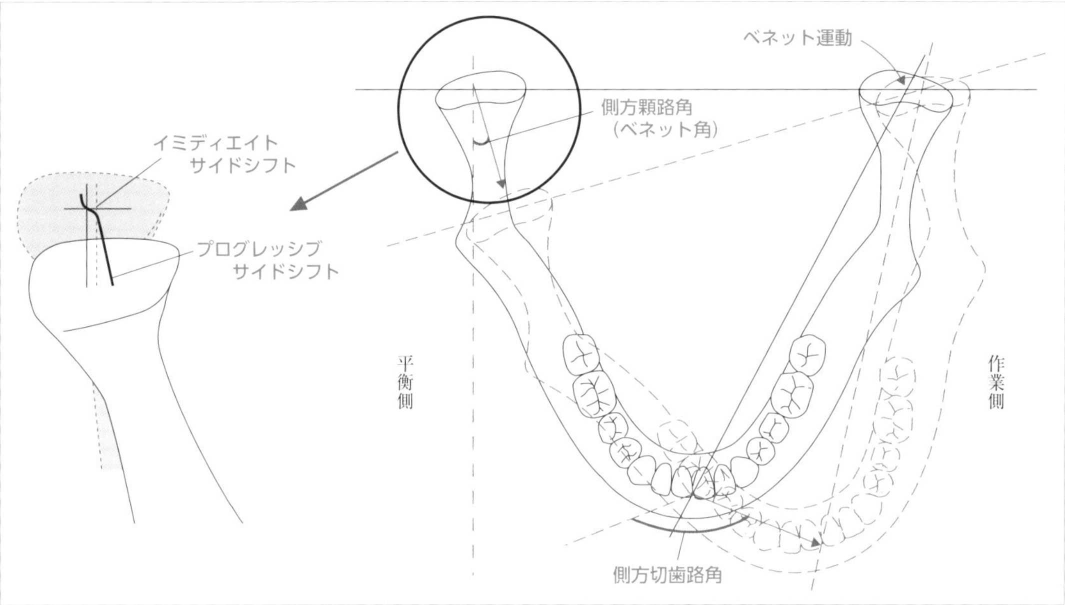

図13-3　**側方運動**

左右側の側方切歯路が水平基準面で交わる角度（ゴシックアーチの内角に相当）を側方切歯路角とよぶ．

C　下顎の限界運動

下顎の最大可動域を示す運動である．

1．前方基準点

咬合器装着時の水平的な基準面を設定するための顔面上の基準点であり，**眼窩下縁**（眼窩下点），**鼻翼下縁**（鼻下点）などが用いられる．

2．後方基準点

水平的な基準面を設定する顔面上の基準点を下記に示す．

1）平均的顆頭点

外眼角から耳珠を結ぶ線上で耳珠の前方11～13 mmの位置（通常は外耳孔から13 mm前方）にある．

2）蝶番点

終末蝶番軸を測定する器具を用いて終末蝶番点を設定する．

3．顎関節部分の運動経路

下顎側方運動における作業側下顎頭の側方移動を**ベネット運動**といい，**平衡側下顎頭**が前下内方に移動する際の水平面投影での**矢状面**に対する角度を**側方顆路角（ベネット角）**という（図13-3）．

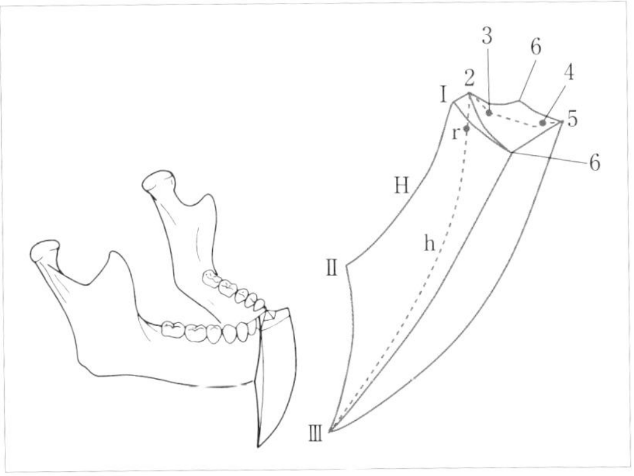

図13-4　ポッセルト（Posselt）の図形（ポッセルトフィギュア）

Ⅰ：最後退接触位（下顎後退位）
2：咬頭嵌合位（中心咬合位）
3：切端咬合位
4：逆垂直被蓋前方接触位
5：最前方咬合位
6：側方咬合位
r：下顎安静位
Ⅱ：後方限界運動路上の変曲点
Ⅲ：最大開口位
h：習慣性開閉口運動路
H：終末蝶番運動路
Ⅰ～5：上方限界運動路
5～Ⅲ：前方限界運動路
Ⅰ～Ⅱ～Ⅲ：後方限界運動路

4. サイドシフト

下顎側方滑走運動時における水平面投影での平衡側下顎頭の内方への動きのことである．

運動の初期段階における内方へのずれ（大きな移動）をイミディエイトサイドシフト，直線的な前内方への移動をプログレッシブサイドシフトという（図13-3）．

5. ポッセルト（Posselt）の図形

切歯点での下顎限界運動について，下顎切歯部の矢状面内下顎限界運動範囲と三次元的な下顎限界運動範囲を示す図形のことである（図13-4）．

おおよそ前後幅10 mm，左右幅20 mm，垂直的運動距離50～60 mmとされ，左右幅については個人差が大きい．

咬頭嵌合位（中心咬合位），最後退接触位，最前方咬合位，切端咬合位，側方咬合位，最大開口位が含まれる．

図13-5は描記板（描記される面）が下顎にある場合であり，描記板が上顎にある場合は，ゴシックアーチは逆向きとなる．

6. ゴシックアーチ

水平面における前方・後方・側方運動時の下顎側方限界運動路を描記したものである（図13-5）．

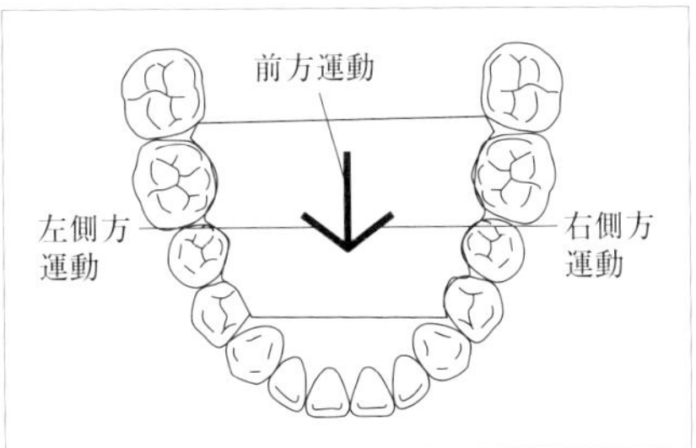

図13-5　ゴシックアーチ

13
下顎運動

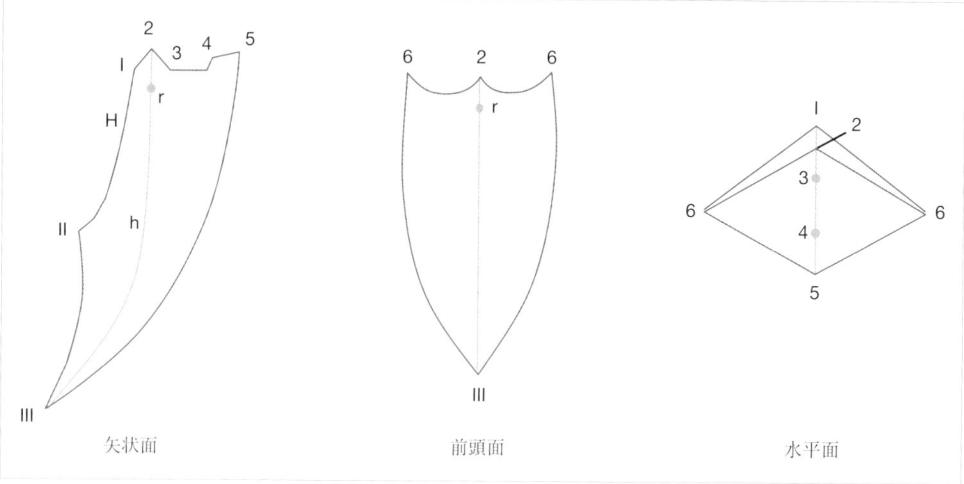

図13-6　下顎切歯点における限界運動路
Ⅰ：最後退接触位，2：咬頭嵌合位（中心咬合位），3：切端咬合位，4：逆垂直被蓋前方接触位，
5：最前方咬合位，6：側方咬合位，r：下顎安静位，Ⅱ：後方限界運動路上の変曲点，Ⅲ：最大開口位，
h：習慣性開閉口運動路，H：終末蝶番運動路
Ⅰ～5：上方限界運動路，5～Ⅲ：前方限界運動路，Ⅰ～Ⅱ～Ⅲ：後方限界運動路
（全国歯科技工士教育協議会編：最新歯科技工士教本 顎口腔機能学．医歯薬出版，東京，2016．）

7. 矢状面における限界運動路（図13-6，文中の番号は図中の番号を示す）

1）後方限界

最後退接触位：Ⅰから開口すると，切歯部で20～25 mmの範囲までは蝶番運動：Ⅰ～Ⅱを行い，それ以上：Ⅱ～Ⅲでは，下顎頭が前下方に移動しながら回転する．

2）上方限界

最後退接触位：Ⅰから最前方咬合位：5までの経路で，咬合状態により変化し，咬頭嵌合位（中心咬合位）：2が最上方となる．

3）前方限界

最前方咬合位：5から最大開口位：Ⅲまでの経路．咬頭嵌合位（中心咬合位）：2から習慣的に開口運動した経路上に下顎安静位：rがあり，さらに開口すると最大開口位：Ⅲとなる．

8. 前頭面における限界運動路（図13-6，文中の番号は図中の番号を示す）

最上方は咬頭嵌合位（中心咬合位）：2に一致し，左右側に広がり，開口量が大きくなると側方への運動範囲が狭くなり，最下方では最大開口位：Ⅲと一致する．

9. 水平面における限界運動路（図13-6，文中の番号は図中の番号を示す）

前後の頂点はそれぞれ鈍角で，左右側の側方限界位は鋭角を示す．最後退接触位：Iからの左右側方限界運動路はゴシックアーチとよばれ，健常者では側方描記路は左右対称的で，ほぼ同じ長さを有する．

D 下顎の機能運動

1. 咀嚼時の下顎運動（咀嚼運動）

咀嚼運動中の下顎の全運動経路を咀嚼周期（咀嚼サイクル）という．

[咀嚼サイクルの特徴]

① 個人差，食品の種類，粉砕度などにより，運動は複雑で一定とならない．

② 形態は作業側に片寄った尖形の涙滴状になる．

③ 食品の大きさにより，咀嚼サイクルに要する時間や動きが変化する（食品が大きい→長く，大きくなる）．

④ 咀嚼運動経路は，各個人ごとに特有のサイクルを形成し，近似しているが同じ軌跡を通ることはない．

2. 嚥下時の下顎運動（嚥下運動）

嚥下の初期は随意運動である．

食物を飲み込む運動のことである．閉口時，上下顎が接触する下顎位を嚥下位とよぶ．嚥下位は咬頭嵌合位付近にあるため，無歯顎患者の下顎位を決めるのに役立つ．

3. 発音時の下顎運動

1) 発音位

① 歯の接触しない下顎位である．

② S音の発音時を無歯顎者の下顎位決定に用いる．

2) パラトグラム

① 発音時の舌と口蓋の接触状態を調べ，その良否を検査する方法である．

② 義歯装着の際，発音に影響がある．

一問一答

A 下顎運動の種類

問1 下顎運動とは

答1 上顎に対する下顎全体の運動のこと

問2 下顎運動を2つに大別すると

答2 基本運動と機能運動

B 下顎の基本運動

問3 下顎の基本運動の種類は

答3 前後運動，側方運動，開閉口運動

問4 前方運動とは

答4 下顎が咬頭嵌合位または下顎後退接触位から前方に向かって接触滑走する運動

問5 後方運動とは

答5 下顎の咬頭嵌合位から下顎最後退接触位までの運動

解説 後方運動は1 mm以下のわずかな運動である．

問6 側方運動とは

答6 下顎が咬頭嵌合位から右側または左側へ移動する運動

問7 側方運動において，移動する側のことを何というか

答7 作業側

問8 側方運動において，移動する側の反対側のことを何というか

答8 平衡側（非作業側）

問9 ベネット運動とは

答9 下顎側方運動における作業側下顎頭の側方移動

問10 ベネット角（側方顆路角）とは

答10 側方運動時に平衡側下顎頭の運動路が矢状面となす角度

問11 サイドシフトとは

答11 下顎側方滑走運動時に水平面で観察される，平衡側下顎頭の内方への動き

問12 イミディエイトサイドシフトとは

答12 運動の初期において内方へのずれや移動が大きく生じる動き

問13 プログレッシブサイドシフトとは

答13 イミディエイトサイドシフト後，ほぼ直線的に前内方に移動する動き

問14 習慣性開閉口運動とは

答14 咬頭嵌合位→（開口）→最大開口位→（閉口）→咬頭嵌合位

C 下顎の限界運動

問15 下顎の限界運動とは

答15 下顎の最大可動域を示す運動のこと

問16 咬合器装着の際，水平基準面を設定するために用いる前方基準点を2つあげよ

答16 ①眼窩下縁（眼窩下点）
②鼻翼下縁（鼻下点）

問17 咬合器装着の際，水平基準面を設定するために用いる後方基準点を2つあげよ

答17 ①平均的顆頭点
②蝶番点

問18 平均的顆頭点の位置は

答18 外眼角と耳珠を結ぶ線上で，耳珠の前方11〜13 mm

解説 通常は外耳孔の前方13 mm前の点を用いる．

問19 ポッセルト（Posselt）の図形の基準点は

答19 切歯点

問20 ポッセルト（Posselt）の図形が表すのは

答20 下顎切歯部の矢状面内下顎限界運動範囲と三次元的な下顎限界運動範囲

問21 ポッセルト（Posselt）の図形において上方限界域は

答21 咬頭嵌合位

問22 ポッセルト（Posselt）の図形において最下点は

答22 最大開口位

問23 ゴシックアーチとは

答23 定められた垂直的下顎位における水平面の下顎側方限界運動路

問24 咀嚼運動とは

答24 咀嚼時の下顎運動のこと

問**25**　咀嚼サイクル（咀嚼周期）とは

問**26**　咀嚼サイクルの形態は

問**27**　嚥下運動とは

問**28**　嚥下位とは

問**29**　嚥下位の位置は

問**30**　発音位とは

問**31**　発音位において歯の接触は

問**32**　パラトグラムとは

答**25**　咀嚼運動中の下顎全運動経路のこと

答**26**　作業側に片寄った上方に尖形の涙滴状の形態

答**27**　食塊形成された食物を飲み込むときの下顎の運動

答**28**　嚥下時に下顎が閉口し，上下顎の歯が接触する下顎位

答**29**　咬頭嵌合位付近にある

答**30**　発音時の下顎位

答**31**　みられない

答**32**　発音時の舌と口蓋の接触状態を調べ，その良否を検査する方法

第14章 歯の接触様式

知識の整理と重要事項

A 歯の形態と機能

1. 機能咬頭と非機能咬頭

機能咬頭とは上顎舌側咬頭と下顎頬側咬頭のことで，咬頭嵌合位において対合歯の咬合面窩や辺縁隆線部に嵌合し，食物を咬断・粉砕・臼磨する働きがある．また顎間距離を維持し，咬合高径を保つ役割もある．

非機能咬頭とは上顎頬側咬頭と下顎舌側咬頭のことで，食物の粉砕にはあまり関与せず，主に食物を咬合面に保持し，機能咬頭を咬頭嵌合位（中心咬合位）に誘導したり，頬や舌の粘膜を保護する働きがある（表14-1，図14-1，2）．

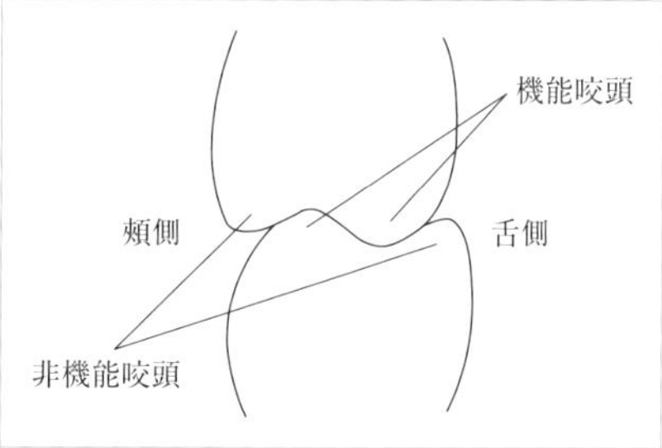

図14-1　機能咬頭と非機能咬頭―①

表14-1　機能咬頭と非機能咬頭の違い

用　語	支持咬頭	咬頭頂
機能咬頭	上顎の舌側咬頭	非機能咬頭より鈍い
	下顎の頬側咬頭	
非機能咬頭	上顎の頬側咬頭	機能咬頭より鋭い
	下顎の舌側咬頭	

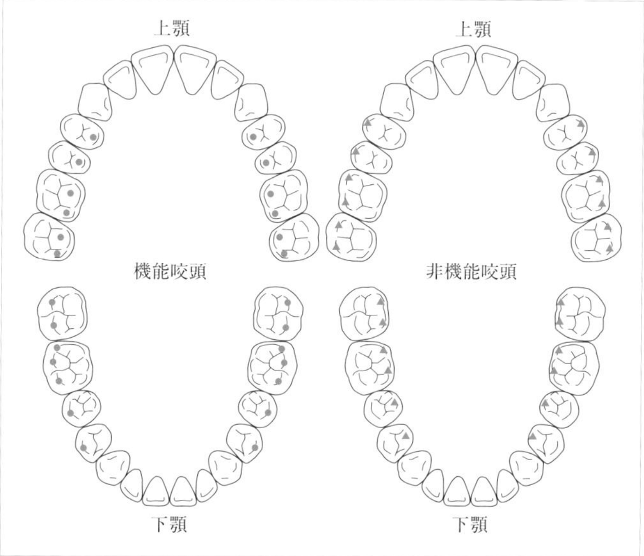

図14-2　機能咬頭と非機能咬頭―②

2. 被　蓋

1）オーバージェット（図14-3）

咬頭嵌合位（中心咬合位）で，上顎前歯の切縁が下顎前歯の切縁に対して，もしくは上顎臼歯の頬側咬頭が下顎臼歯の頬側咬頭に対して**水平的に被蓋**している関係である（または，これらの被蓋の**水平的距離**のことをさす）．

上下顎舌側咬頭の関係も同様である．

臼歯部の適切なオーバージェットは，咀嚼時の舌や頬の粘膜の咬傷を防ぐ効果がある．

2）オーバーバイト（図14-3）

咬頭嵌合位（中心咬合位）で，上顎前歯の切縁が下顎前歯の切縁に対して，もしくは上顎臼歯の頬側咬頭が下顎臼歯の頬側咬頭に対して**垂直的に被蓋**している関係である（または，これらの被蓋の**垂直的距離**のことをさす）．

上下顎舌側咬頭の関係も同様である．

前歯部のオーバーバイトが大きいと，偏心運動時の上下顎臼歯間の**離開**が起こり，小さいと偏心咬合接触を起こしやすい．

オーバージェットとオーバーバイトには相関性があり，オーバージェットが大きくなるとオーバーバイトも大きくなる．

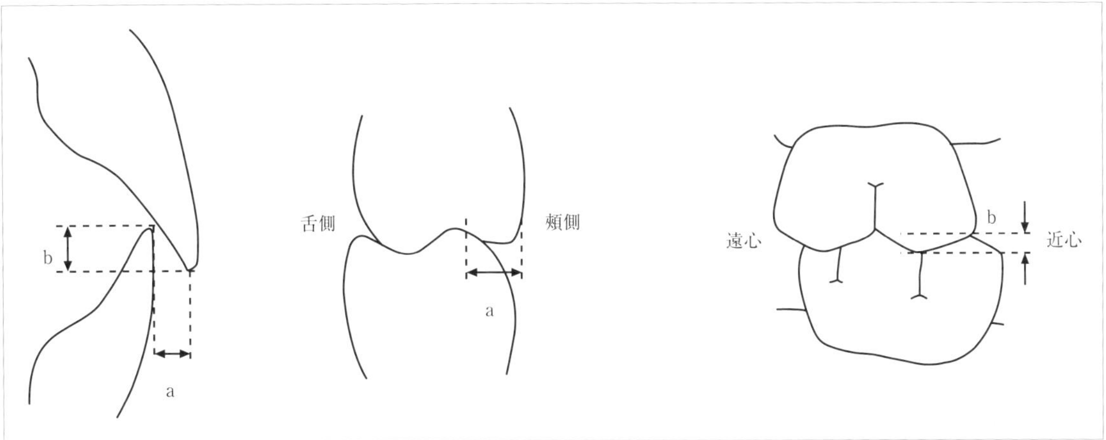

図14-3　**オーバージェット（a）とオーバーバイト（b）**

B 咬頭嵌合位における接触

1. カスプトゥフォッサ（咬頭対窩）

咬頭嵌合位（中心咬合位）における，機能咬頭が同名対合歯の窩に対向する歯の位置関係である．1歯対1歯咬合（表14-2，図14-4）．

咬頭対辺縁隆線は，食片圧入や歯間離開，対合歯の偏位を引き起こす可能性がある．

2. カスプトゥリッジ（咬頭対辺縁隆線）

咬頭嵌合位（中心咬合位）における，機能咬頭が対合歯の辺縁隆線に対向する歯の位置関係である．1歯対2歯咬合（表14-2，図14-4）．

表14-2　咬頭対窩と咬頭対辺縁隆線の違い

用語	対向関係	天然歯列では	特　　徴	咬合様式
カスプトゥフォッサ（咬頭対窩）	1歯対1歯	まれである	咬合圧が長軸方向に集中し，歯槽骨内に分散されるので歯の安定性や咀嚼能率がよい	臼歯離開咬合との組み合わせで理想的
カスプトゥリッジ（咬頭対辺縁隆線）	1歯対2歯	最も多い	咬合圧がくさびのように働くため，2歯を分離させるおそれがある	グループファンクションが多い

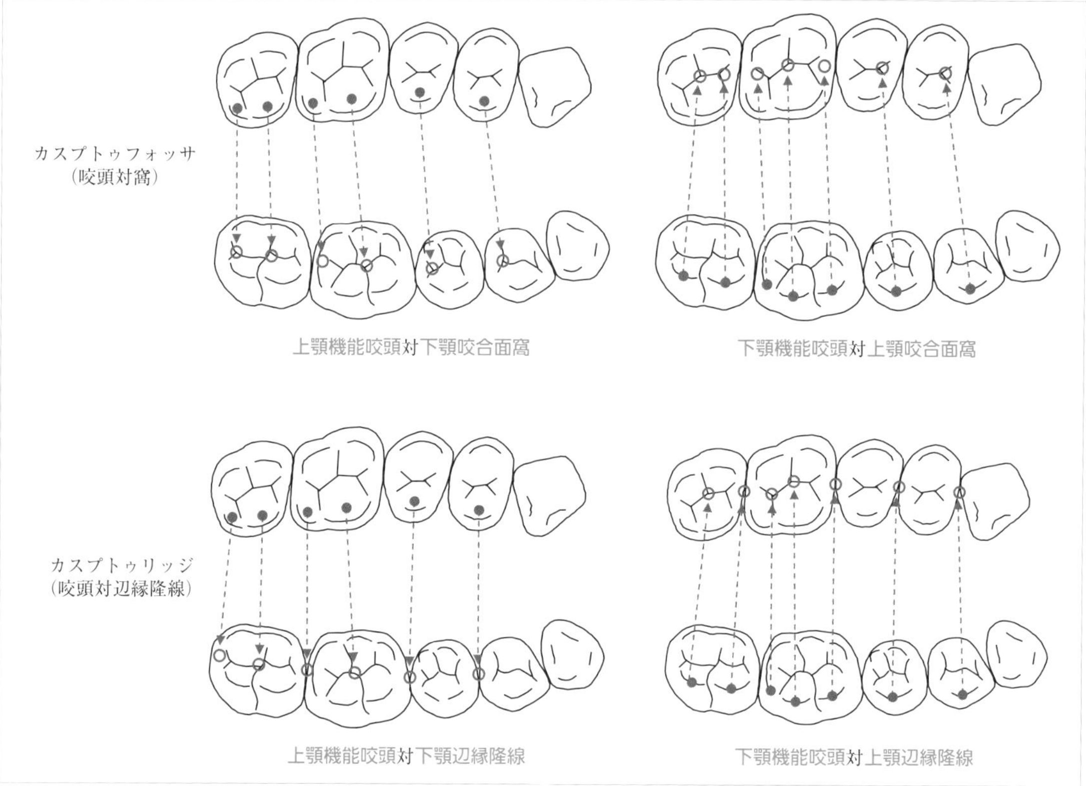

図14-4　カスプトゥフォッサ（咬頭対窩）とカスプトゥリッジ（咬頭対辺縁隆線）
（全国歯科技工士教育協議会編：最新歯科技工士教本 顎口腔機能学．医歯薬出版，東京，2016.）

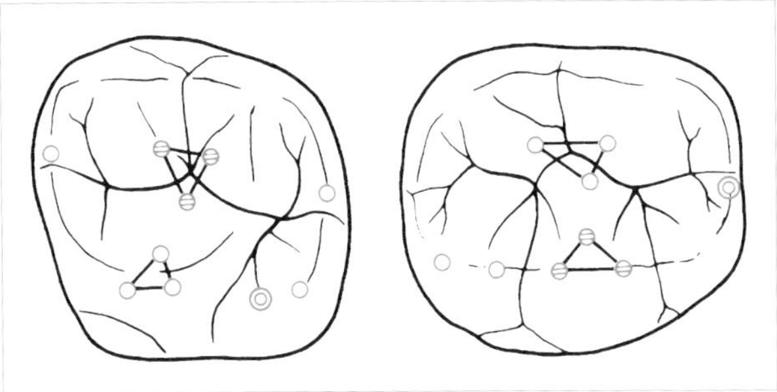

図14-5　固有咬合面における3点接触

（全国歯科技工士教育協議会編：歯科技工士教本 歯冠修復技工学—歯冠修復編．医歯薬出版，東京，1989.）

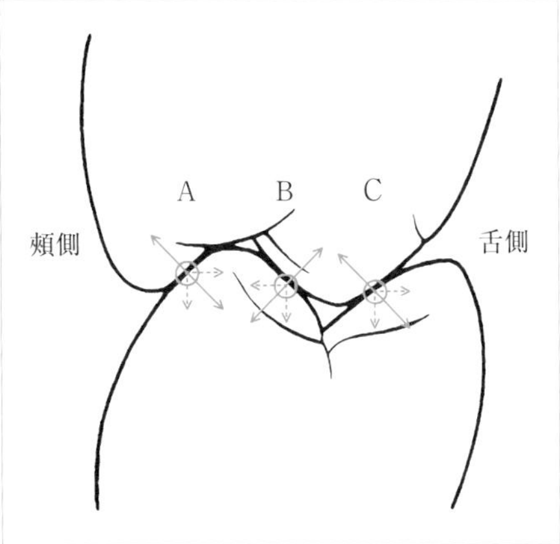

図14-6　ABCコンタクト

咬合時に前頭面での上下顎臼歯ではABCコンタクトが生じる．このとき，下顎臼歯でのAおよびCコンタクトの咬合力は咬合面に垂直方向と舌側方向に分解される．一方，Bコンタクトでは咬合面に垂直方向と頬側方向に分解される．

咬頭対窩（カスプトゥフォッサ）では，咬合力が効果的に分散され，下顎位が安定する．一方，咬頭対辺縁隆線（カスプトゥリッジ）では，咬合力を歯軸方向に伝達しにくく，辺縁隆線の咬み込み時に対合歯を偏位させることがある．

3. ABCコンタクト

1）3点咬合接触

咬合時に上下顎臼歯の各機能咬頭が，対向する窩と3点で接触する咬合様式．咬合の安定が得られる（図14-5）

2）ABCコンタクト

前頭面観における上下顎臼歯の咬合接触関係をさす．

Aコンタクト：上顎頬側咬頭内斜面と下顎頬側咬頭外斜面

Bコンタクト：上顎舌側咬頭内斜面と下顎頬側咬頭内斜面

Cコンタクト：上顎舌側咬頭外斜面と下顎舌側咬頭内斜面

咬頭嵌合時にA＋B，B＋Cの接触により咬合力が歯軸方向に伝わり，歯の変位を防ぐことができる．すなわち，Bコンタクトを含む機能咬頭どうしの接触が最も重要である（図14-6）．

A・Cコンタクトでは，上顎歯を頬側に，下顎歯を舌側に移動させる力が働く．一方Bコンタクトでは，上顎歯を舌側に，下顎歯を頬側に移動させる力が働く．

C 偏心位における接触（咬合様式）（表14-3, 4）

1. 犬歯誘導咬合

上顎犬歯の

・近心（Mesial）が接触→M型

・遠心（Distal）が接触→D型

下顎の側方滑走運動時，作業側犬歯のみの咬合接触によって下顎を誘導し，臼歯部を離開させる咬合様式である（図14-7）.

1）M型のガイド

上顎犬歯舌側近心面と下顎犬歯唇側遠心面で側方運動が誘導される.

2）D型のガイド

上顎犬歯舌側遠心面と下顎犬歯唇側近心面で側方運動が誘導される.

表14-3　作業側・平衡側における咬合接触部位

咬合様式	咬合（接触）様式		特　徴
	作業側	平衡側	
グループファンクション	上下顎頬側咬頭のみ同名咬頭どうしの接触 〔第一小臼歯～第一大臼歯近心頬側咬頭までの3咬頭接触〕	接触がない咬合様式	補綴学的な理想咬合の一つ
両側性平衡咬合	上下顎頬側咬頭・舌側咬頭同名咬頭どうしの接触	上顎舌側咬頭内斜面と下顎頬側咬頭内斜面が接触	全部床義歯のための理想咬合
片側性平衡咬合	上下顎頬側咬頭・舌側咬頭同名咬頭どうしの接触	接触がない咬合様式	全部床義歯での咀嚼機能を重視して付与する咬合様式
犬歯誘導咬合	犬歯のみの接触 臼歯群の歯は接触がない	接触がない咬合様式	天然歯の有歯顎の理想咬合 臼歯離開

表14-4　咬合関係および前方・後方・側方運動時の接触状態

咬合様式	咬合関係	側方運動時の接触状態	前方運動時の接触状態	後方運動時の接触状態
両側性平衡咬合	咬頭対隆線	両側性	全歯	上顎臼歯の近心傾斜面と下顎臼歯の遠心傾斜面との接触
グループファンクション	咬頭対隆線	片側性（作業側のみ）	切歯	上顎臼歯の近心傾斜面と下顎臼歯の遠心傾斜面との接触
犬歯誘導咬合	咬頭対窩	犬歯のみ（作業側のみ）	切歯	上顎臼歯の近心傾斜面と下顎臼歯の遠心傾斜面との接触

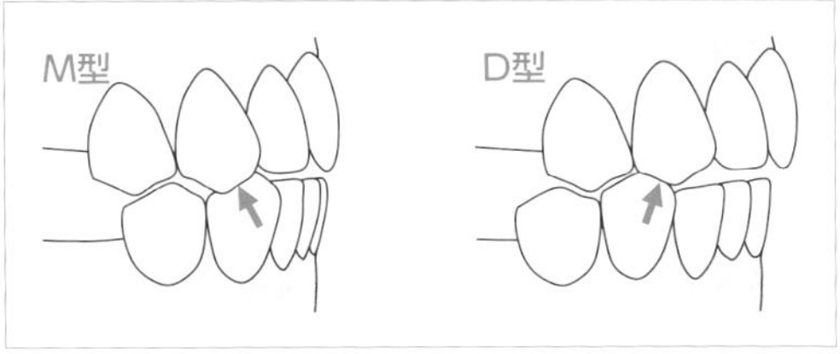

図14-7　側方滑走運動のガイド（犬歯誘導咬合）
M型：上顎犬歯舌側近心面が誘導.
D型：上顎犬歯舌側遠心面が誘導.
（全国歯科技工士教育協議会編：最新歯科技工士教本 顎口腔機能学．医歯薬出版，東京，2016.）

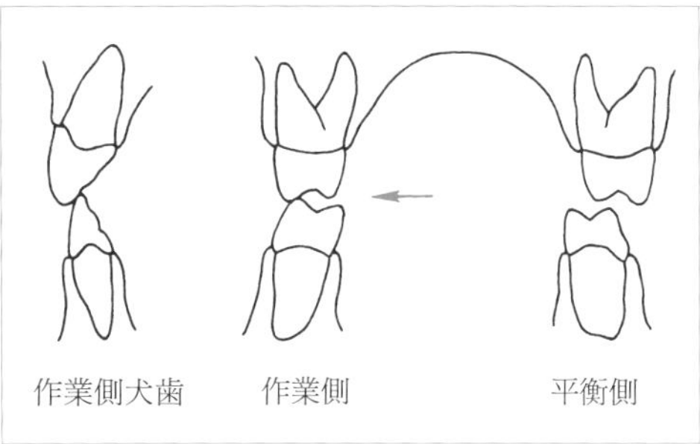

図14-8　グループファンクション

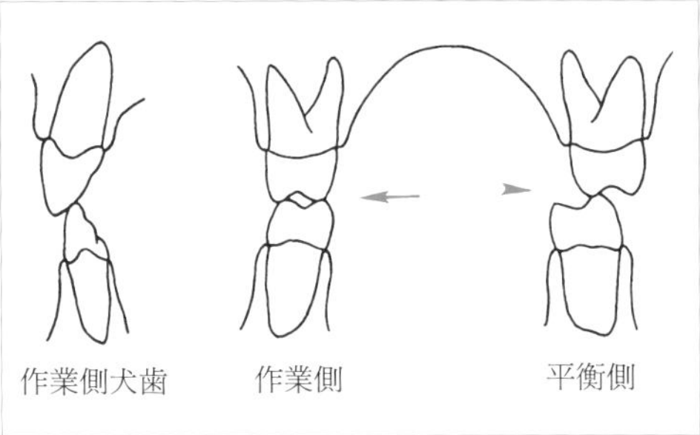

図14-9　両側性平衡咬合（フルバランスドオクルージョン）

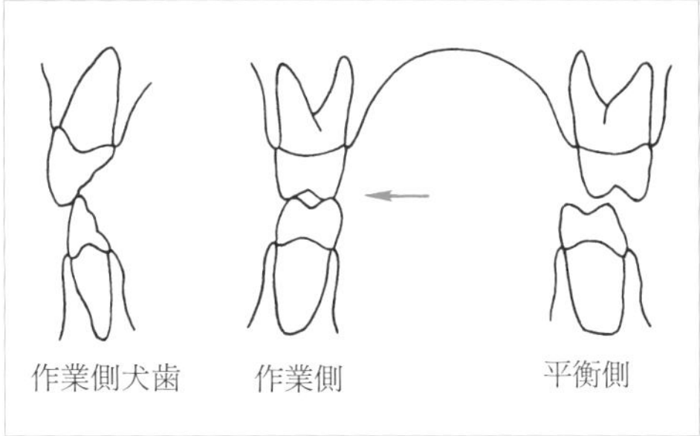

図14-10　片側性平衡咬合

2. グループファンクション（グループファンクションドオクルージョン）

咬頭嵌合位（中心咬合位）では全歯が接触し，下顎の前方運動時には前歯が接触して臼歯部を離開させ，側方運動時には作業側の複数の歯が接触し，平衡側では咬合接触のない咬合様式である（図14-8）.

3. 両側性平衡咬合（フルバランスドオクルージョン）

全部床義歯に望ましい咬合様式の1つで，歯槽頂間線法則により解剖学的人工歯を排列し，咬頭嵌合位(中心咬合位)，下顎の前方および側方運動において，すべての歯が同時に接触する咬合様式である（図14-9）.

作業側では同名咬頭どうしが接触し，平衡側では上顎舌側咬頭と下顎頬側咬頭が接触する.

片側性平衡咬合

咬頭嵌合位（中心咬合位）では全歯が接触し，下顎の側方滑走運動時には作業側の前歯部と臼歯部頬舌側咬頭が接触し，平衡側は離開する咬合様式（図14-10）.

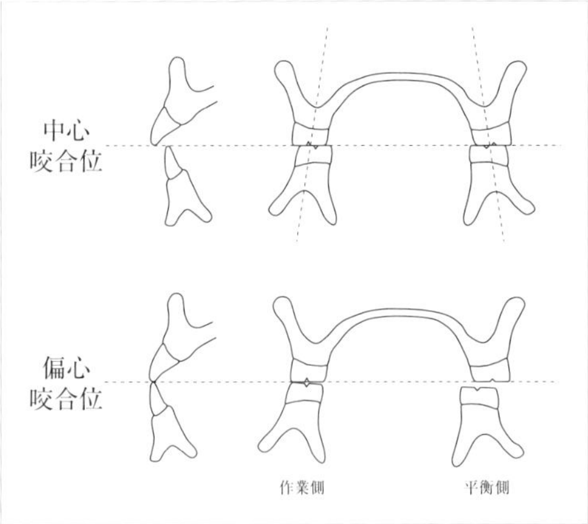

図14-11　モノプレーンオクルージョン
（全国歯科技工士教育協議会編：最新歯科技工士教本 顎口腔機能学．医歯薬出版，東京，2016.）

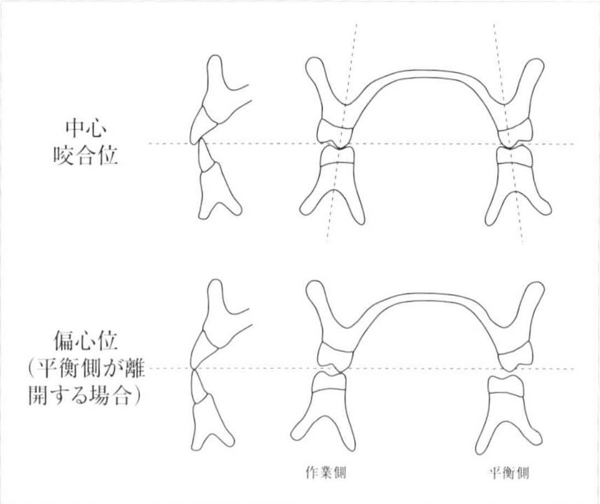

図14-12　リンガライズドオクルージョン
（全国歯科技工士教育協議会編：新歯科技工士教本 顎口腔機能学．医歯薬出版，東京，2007.）

モノプレーンオクルージョン

側方咬合力を除去するため，咬頭傾斜が0°の無咬頭人工歯を咬合彎曲を付与せずに平坦に排列する方法（図14-11）であるが，偏心運動時には非平衡咬合となるため，上下顎の安定はない．そのため，最後方臼歯を通常の調節彎曲に合わせて傾斜させるか，最後方臼歯の後部の床にバランシングランプとよばれる突起部を形成することで，クリステンセン現象を防止し両側性平衡咬合をとる場合もある．

リンガライズドオクルージョン

両側性平衡咬合から下顎頬側咬頭の接触を除去した咬合様式である（図14-12）．

咬頭嵌合位（中心咬合位）において上顎臼歯舌側咬頭のみが下顎臼歯の中心窩と嵌合する．下顎頬側咬頭は上顎人工歯とは接触しない．

偏心運動時においては，両側性平衡のものと非両側性平衡のものがある．両側性平衡のものは作業側において舌側咬頭どうしが接触し，平衡側においては機能咬頭どうしが接触する．また，非両側性平衡のものは作業側において舌側咬頭どうしが接触し，平衡側は離開する様式である．

咬合干渉

1．咬頭嵌合位の咬合干渉

咬頭嵌合位（中心咬合位）での咬合干渉を早期接触という．閉口によって上下顎の歯が接触する際，1歯ないし数歯のみが早期に咬合接触する状態である（表14-5）．

2．偏心位の咬合干渉

偏心位の咬合干渉を咬頭干渉という．下顎偏心咬合位への滑走運動を行う際，円滑な下顎運動が障害される咬合接触状態である（図14-13，表14-5）．

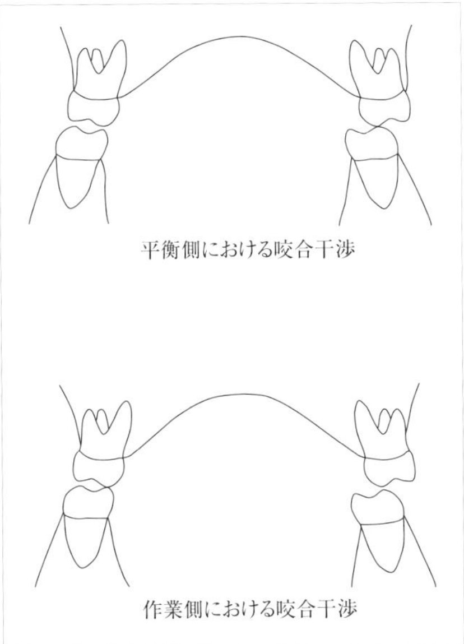

図14-13　偏心位の咬合干渉

表14-5　咬合干渉の種類

咬合干渉	
咬頭嵌合位 ↓ 早期接触	偏心位 ↓ 咬頭干渉

一問一答

A 歯の形態と機能

問 **1**　機能咬頭とは

答 **1**　上顎舌側咬頭と下顎頬側咬頭

解説 咬合高径を保っている咬頭のことである．

問 **2**　機能咬頭の働きは

答 **2**　食物を咬断・粉砕・臼磨する

問 **3**　非機能咬頭とは

答 **3**　上顎頬側咬頭と下顎舌側咬頭

問 **4**　非機能咬頭の働きは

答 **4**　食物を咬合面に保持し，頬や舌の粘膜を保護する

B 咬頭嵌合位における接触

問 **5**　1歯対1歯の関係において，咬頭嵌合位で機能咬頭が対向するのはどこか

答 **5**　同名対合歯の咬合面窩

問 **6**　1歯対1歯の関係を表す用語は

答 **6**　日本語：咬頭対窩
英語：カスプトゥフォッサ

問 **7**　1歯対2歯の関係において，咬頭嵌合位で機能咬頭が対向するのはどこか

答 **7**　対合歯の辺縁隆線

問 **8**　1歯対2歯の関係を表す用語は

答 **8**　日本語：咬頭対辺縁隆線
英語：カスプトゥリッジ

問 **9**　Aコンタクトとはどことどこの接触のことか

答 **9**　上顎：頬側咬頭内斜面　と
下顎：頬側咬頭外斜面　の接触

問 **10**　Bコンタクトとはどことどこの接触のことか

答 **10**　上顎：舌側咬頭内斜面　と
下顎：頬側咬頭内斜面　の接触

問 **11**　Cコンタクトとはどことどこの接触のことか

答 **11**　上顎：舌側咬頭外斜面　と
下顎：舌側咬頭内斜面　の接触

問 **12** ABCコンタクトのうち，Bコンタクトが失われると何が起こるか

答 **12** 歯の傾斜や移動

C 偏心位における接触（咬合様式）

問 **13** 犬歯誘導における側方運動時の咬合接触は

答 **13** 作業側犬歯のみの咬合接触によって下顎を誘導し，臼歯部は離開する

問 **14** グループファンクションにおける前方運動時の咬合接触は

答 **14** 前歯が接触して臼歯部は離開する

問 **15** グループファンクションにおける側方運動時の咬合接触は

答 **15** 作業側の複数の歯が接触し，平衡側では咬合接触しない

問 **16** 咬頭嵌合位および偏心咬合位において，すべての歯が同時に接触する咬合様式は

答 **16** 両側性平衡咬合

問 **17** 両側性平衡咬合で，側方咬合位における咬合接触は

答 **17** 作業側：同名咬頭どうしが咬合接触

平衡側：上顎舌側咬頭と下顎頬側咬頭が咬合接触

問 **18** 全部床義歯に望ましい咬合様式は

答 **18** 両側性平衡咬合

第15章 咬合器

知識の整理と重要事項

咬合器とは，上下顎模型の装着が可能であり，頭蓋に対する顎と歯の位置関係および各種の下顎位や下顎運動を生体外に再現する器械をいう．

A 咬合器の使用目的

1．歯冠修復物，補綴装置の製作

1）咬頭嵌合位の再構築

補綴装置に適切な咬頭嵌合と前歯の被蓋関係を付与する．

2）偏心位での咬合干渉の除去

（1）前歯部の修復（クラウン・ブリッジ）

アンテリアガイダンスにおける顆路と調和したガイドを付与する．

（2）臼歯部の修復（クラウン・ブリッジ）

咬頭嵌合位における接触関係と，偏心運動時における咬合干渉のない咬合面形態を付与する．

（3）全部床義歯

顎運動と調和した咬合様式を付与する．

（4）部分床義歯

クラウン・ブリッジや全部床義歯に準じるさまざまな状態に応じた咬合様式を付与する．

3）咬合関係の診査

口腔内の咬合状態を再現するため，研究用模型を咬合器に装着し，咬合診査を行う．

4）咬合・顎運動の教育

下顎頭と切歯点の運動，修復物に与える咬合様式，咬合干渉などを，咬合器を使って三次元的に理解する．

B 咬合器の機構と分類

1．下顎運動の再現法

1）顆路の再現

(1) 下顎運動の記録と再現

半調節性咬合器では，チェックバイト法を用いて顆路の調節を行う．

全調節性咬合器では，パントグラフ法により顆路の調節を行う．

> 顆路の記録に必要なチェックバイトは，前方咬合位，左右側方咬合位の3種類である．

2）切歯路の再現

切歯指導機構にある切歯指導釘（インサイザルピン）が切歯指導板（インサイザルテーブル）を滑走することで再現されるため，切歯指導板の角度により，切歯路が決定される．

① 矢状切歯路と側方切歯路の角度が平均値に固定された機構をもつ．（⇒平均値咬合器）

② 矢状切歯路と側方切歯路の角度が調整，記録できる機構をもつ．（⇒調節性咬合器）

③ 即時重合レジンを用いて，角度が調整・記録できる機構をもつ．

④ 平坦な切歯指導板は下顎模型の装着時に用いる．

2．咬合器の構造と分類

解剖学的咬合器（顆路型咬合器）と非解剖学的咬合器（非顆路型咬合器）に大別される（図15-1）．

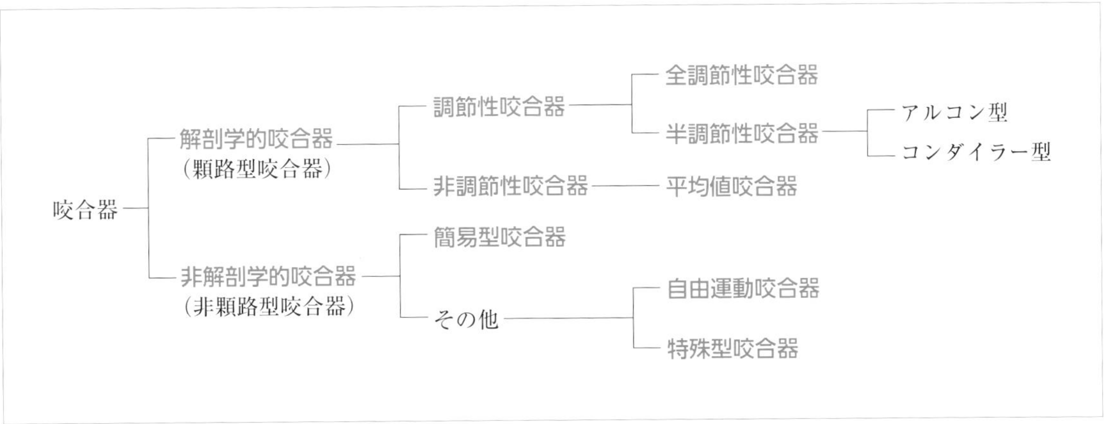

図15-1　咬合器の分類

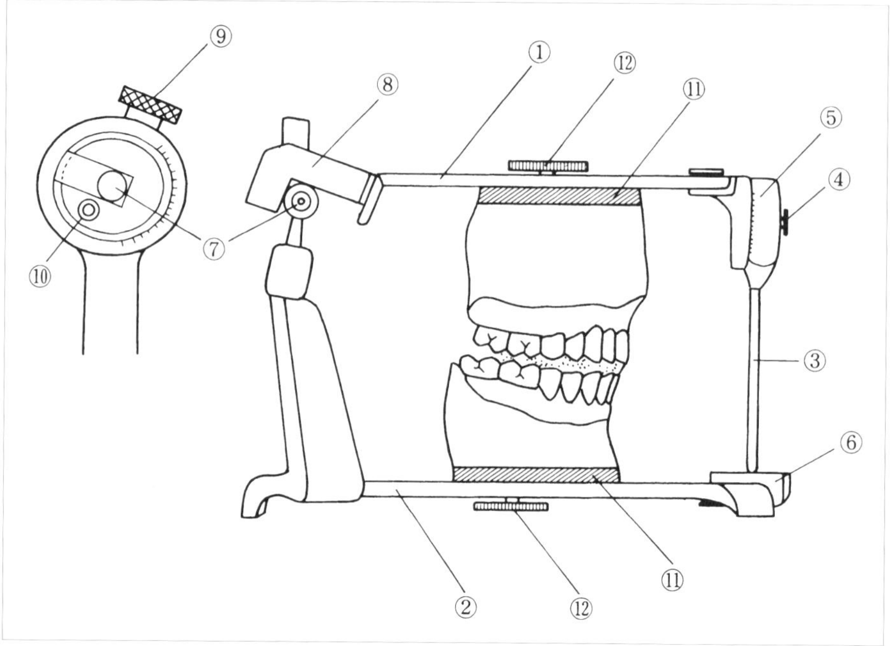

図15-2　解剖学的咬合器の各部の名称
①上弓
②下弓
③切歯指導釘（インサイザルピン）
④切歯指導釘固定ネジ
⑤切歯指導釘目盛り
⑥切歯指導板（インサイザルテーブル）
⑦顆頭球
⑧フォッサボックス
⑨矢状顆路固定ネジ
⑩セントリック固定ネジ
⑪マウンティングリング（マウンティングプレート）
⑫マウンティングリング固定ネジ（マウンティングプレート固定ネジ）

1）解剖学的咬合器（顆路型咬合器）

関節部の構造が生体の顎関節に類似している咬合器である（**図15-2, 3**）.

（1）平均値咬合器

矢状顆路傾斜角，側方顆路角，切歯路傾斜角，Balkwill（バルクウィル）角，Bonwill（ボンウィル）三角，顆頭間距離などが，解剖学的平均値に固定された咬合器である.

例：ハンディⅡA，KSK，スペイシー，ギージーシンプレックス.

（2）半調節性咬合器

矢状顆路傾斜角，平衡側の側方顆路角の調節機構を有するが，作業側顆路角の調節はできない．顆路を直線的に再現する咬合器である.

例：デナーマークⅡ，ハノーH2O，ウィップミックス，デンタータス.

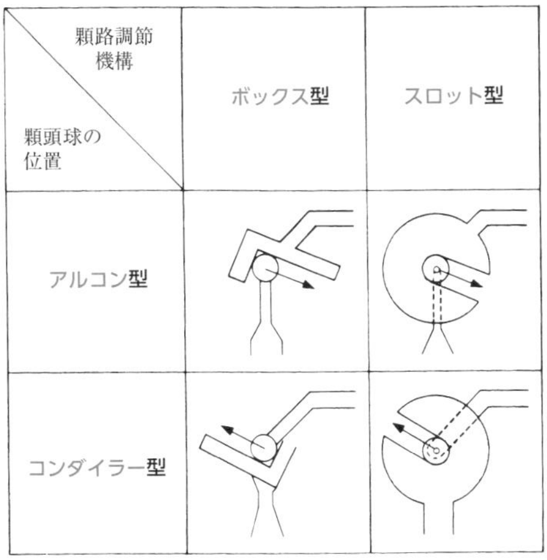

図15-3　解剖学的咬合器の顆路機構
（全国歯科技工士教育協議会編：歯科技工士教本 歯冠修復技工学―歯冠修復編．医歯薬出版，東京，1989.）

(3) 全調節性咬合器

矢状顆路，側方顆路および作業側のベネット運動を再現できる咬合器．顆路を**生体と同じ曲線**として再現する咬合器である．

例：スチュアート，TMJ．

解剖学的咬合器（顆路型咬合器）は，顆路機構によって，以下のように分類される（図15-3）．

〔顆頭球の位置の違いによる分類〕

① **アルコン型咬合器**：上弓に顆路指導部，下弓に顆頭球をもつ．

② **コンダイラー型咬合器**：上弓に顆頭球，下弓に顆路指導部をもつ．

〔顆路調節機構の違いによる分類〕

① **ボックス型**：顆路指導部の壁面に沿って顆頭球が移動する．

② **スロット型**：溝状の顆路に沿って顆頭球が移動する．

2) 非解剖学的咬合器（非顆路型咬合器）

(1) 簡易型咬合器

咬頭嵌合位のみを再現して**蝶番的な開閉**のみができる咬合器で，擬似的な下顎運動は可能であるが下顎運動を再現するものではない（KSKジュニア，ユニティ）．

(2) 自由運動咬合器

歯列模型の咬合小面によって側方滑走運動を行う（南加大式，ジョンソン）．

その他，特殊な咬合器として，咬合面を製作するためのみに使用するFGP用咬合器(ツインステージオクルーダー,バーティキュレーター)がある．

C 上顎模型の装着

咬合平面板を用いた平均値咬合器への模型装着については，教本「歯冠修復技工学」p.71〜72を参照.

1. 咬合平面板

平均値咬合器を用いる場合には，咬合平面板を使用する.

2. フェイスボウ

半調節性咬合器を用いる場合には，フェイスボウを使用する.

1）フェイスボウ（顔弓）

頭蓋（顎関節）に対する上顎歯列の三次元的位置関係を咬合器に再現するための器具のことをいう.

2）フェイスボウトランスファー

フェイスボウを使用して，上顎模型を咬合器に装着する操作のことをいう.

〔フェイスボウトランスファーの手順〕

① 基準点を設定する．前方基準点として眼窩下点，鼻翼下縁（鼻下点）などがある．また後方基準点として平均的顆頭点，蝶番点，外耳孔などがある.

② フェイスボウを使用して，頭蓋（顎関節）に対する上顎歯列の位置関係を記録する.

③ フェイスボウを咬合器に連結し，バイトフォーク上に上顎模型を適合させる.

④ 上顎模型の重さでバイトフォークが変形しないように，キャストサポートで補強し，上顎模型の咬合器装着を行う.

●キャストサポート

フェイスボウを用いた上顎模型の装着で使用する装置である.

フェイスボウトランスファーの操作中に，上顎模型の重量や装着用石膏の圧によって，バイトフォークの位置が変位してしまわないように支えるために用いられる.

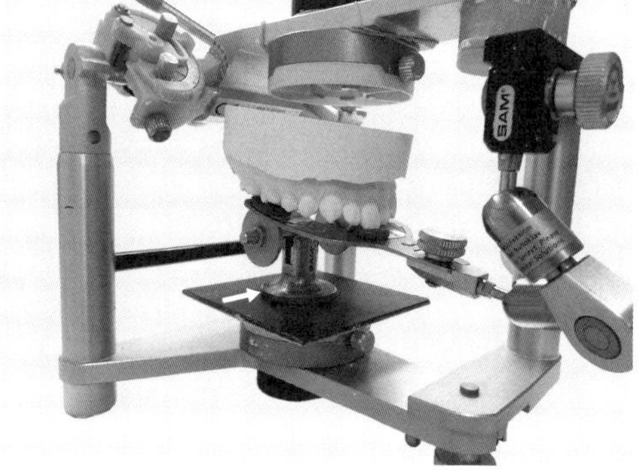

D 下顎模型の装着

チェックバイトを介在させて，下顎模型を装着する．再現される下顎位は，中心位と咬頭嵌合位である．

E 咬合器の調節

半調節性咬合器の場合，下顎運動の記録はチェックバイト法が用いられることが多い．前方運動記録から矢状顆路傾斜角，側方運動記録から側方顆路角，またはイミディエイトサイドシフトが測定される．

1．チェックバイト法

下顎運動の測定法の1つで，偏心咬合位において上下顎間関係をワックスなどで記録し，顆路傾斜角の調節に使用する方法である（図15-4）．

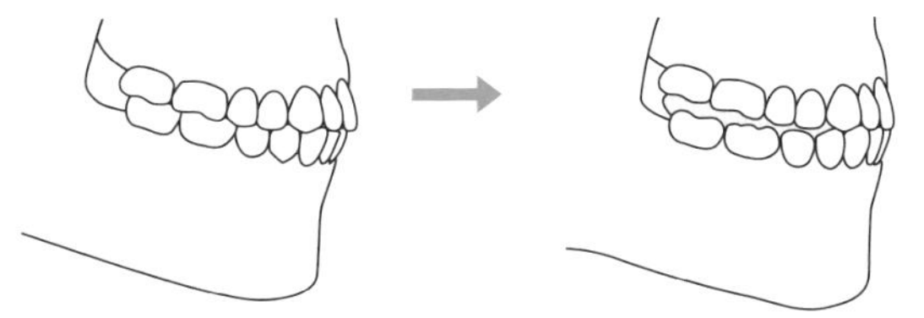

図15-4　チェックバイト法

前方咬合位の記録は矢状顆路傾斜角，側方咬合位の記録は平衡側の側方顆路角の調節に使用する．

F 半調節性咬合器の使用法

矢状顆路傾斜角，側方顆路角，矢状切歯路傾斜角についてはP.145～146を参照.

半調節性咬合器の使用手順は以下のとおりである.

① 基準点の設定：前方基準点，後方基準点

② フェイスボウ（顔弓）による記録

③ フェイスボウを用いて上顎模型を咬合器に装着（フェイスボウトランスファー）（キャストサポート使用）

④ 下顎模型の咬合器装着（チェックバイト介在）

⑤ 咬合器の調節

〔半調節性咬合器の調節手順〕

- **矢状顆路傾斜角**：前方咬合位のチェックバイトを使用し，咬合器の関節部を矢状方向に調節する.
- **側方顆路角**：側方咬合位のチェックバイトを使用し，咬合器の左右それぞれの関節部を水平方向に調節する.
- **矢状切歯路傾斜角**：前方運動時に切歯指導釘と切歯指導板が接するように，切歯指導板を傾斜させる.
- **側方切歯路傾斜角**：左右側方運動時に切歯指導釘と切歯指導板が接するように，切歯指導板を傾斜させる.

一問一答

A 咬合器の使用目的

問 **1** 咬合器の使用目的は

答 **1** 上下顎歯列の位置関係や下顎運動を口腔外で再現し，形態的・機能的に調和した補綴装置を製作すること

B 咬合器の機構と分類

問 **2** 解剖学的咬合器とは

答 **2** 顆路の再現を重視し，関節部の構造が生体の顎関節に似ている咬合器

問 **3** 平均値咬合器では，どのような数値を解剖学的平均値に固定しているか

答 **3** 矢状顆路傾斜角，側方顆路角，切歯路角，バルクウィル（Balkwill）角，ボンウィル（Bonwill）三角，顆頭間距離など

問 **4** アルコン型咬合器の顆路調節機構の構造は

答 **4** 上弓：顆路指導部
下弓：顆頭球

問 **5** コンダイラー型咬合器の顆路調節機構の構造は

答 **5** 上弓：顆頭球
下弓：顆路指導部

問 **6** 顆路を直線で再現する咬合器は

答 **6** 半調節性咬合器

問 **7** 顆路を曲線で再現する咬合器は

答 **7** 全調節性咬合器

問 **8** 作業側の側方顆路調節機構を有する咬合器は

答 **8** 全調節性咬合器

問 **9** 顆頭弓と顆路指導部の位置関係が生体と類似している咬合器は

答 **9** アルコン型咬合器

C 上顎模型の装着

問 **10** 上顎模型の平均値咬合器への装着に使用するのは

答 **10** 咬合平面板

問**11**　上顎模型の半調節性咬合器への装着に使用するのは

答**11**　フェイスボウ（顔弓）

問**12**　フェイスボウは，何を再現するためのものか

答**12**　頭蓋（顎関節）に対する上顎歯列の三次元的位置関係

問**13**　フェイスボウトランスファーを行う際，前方基準点として用いられるのは

答**13**　眼窩下縁（眼窩下点），鼻翼下縁（鼻下点）など

問**14**　フェイスボウトランスファーを行う際，後方基準点として用いられるのは

答**14**　平均的顆頭点，蝶番点，外耳孔など

D　下顎模型の装着

問**15**　下顎模型の装着の方法は

答**15**　中心位あるいは咬頭嵌合位のチェックバイトを使用する

E　咬合器の調節

問**16**　ワックスなどを用いて偏心咬合位における上下顎顎間関係を記録する方法は

答**16**　チェックバイト法

問**17**　全調節性咬合器の顆路調節に用いるのは

答**17**　パントグラフ

問**18**　矢状顆路傾斜角と矢状側方顆路傾斜角とがなす角度は

答**18**　フィッシャー角

F　半調節性咬合器の使用法

問**19**　半調節性咬合器の矢状顆路傾斜角の調節に利用するチェックバイトを採得する咬合位は

答**19**　前方咬合位

付 章

咬合検査と顎機能障害

知識の整理と重要事項

咬合検査　※出題基準外

1. 咬合紙検査法

操作方法は，咬合紙を口腔内あるいは模型上の上下顎歯列間に介在させた状態で咬合させることである．接触した表面の色の濃淡の観察や，異なった色の咬合紙を用いることにより，咬頭嵌合位（中心咬合位）や偏心咬合位での咬合接触状態を観察することができる．

2. 咬合接触圧検査法

1）T-スキャン検査法

専用の感圧フィルムを上下顎歯列間に介在させ咬合させると，フィルム内の伝導性インク層が咬合接触点の位置と圧力を感知する．これによって，咬合接触時間と咬合力を評価する．

2）デンタルプレスケール検査法

専用の感圧フィルムを上下顎歯列間に介在させ咬合させると，フィルム内のマイクロカプセルが外力の大きさに応じて破壊され，発色する．これによって，咬合接触点の分布，咬合接触面積，咬合力などを評価する．

顎機能障害　※出題基準外

1. 顎機能障害とその対応

1）顎機能障害

顎関節や咀嚼筋の疼痛，顎関節音，顎運動障害を主要症状とする症候群をいう．

2）対　応

筋マッサージ，筋訓練法，温熱療法，理学療法，薬物療法，スプリント療法，咬合治療法，外科的治療法などがある．

2. スプリント

1）スタビライゼーションスプリント

全歯列の咬合面全体を被覆し，均等な咬合接触を付与する．早期接触や咬頭干渉を除去する効果がある．

2）リラクセーションスプリント

上顎前歯の切縁と口蓋を被覆し，閉口時に下顎前歯のみを咬合接触させる前歯型スプリントである．臼歯部の咬合接触がないので，閉口筋の緊張を緩和することができる．

3）リポジショニングスプリント

下顎を新たな顎位に誘導させることによって，下顎頭や関節円板の位置を整復する．症状が改善されたら，咬合の再構成が行われる．

4）ピボットスプリント

全歯列の咬合面を被覆し，最後臼歯の咬合面のピボット（突起）を対合歯と接触させる構造である．ピボットを支点とし，下顎頭を下方へ誘導させる．

一問一答

咬合検査

＊出題基準外

問1 咬合紙を上下顎歯列の間にはさんで咬合させ，咬頭嵌合位や偏心咬合位での咬合接触状態を観察する方法は

答1 咬合紙検査法

問2 専用の感圧フィルムを上下顎歯列の間にはさんで咬合させ，フィルム内の伝導性インク層が咬合接触点の位置と圧力を感知することで，咬合接触時間と咬合力を評価する方法は

答2 T-スキャン検査法

顎機能障害

＊出題基準外

問3 顎機能障害の主要症状は

答3 ①顎関節や咀嚼筋の疼痛
②顎関節雑音
③顎運動障害

問4 全歯列の咬合面全体を被覆して均等な咬合接触を付与し，早期接触や咬頭干渉を除去するスプリントは

答4 スタビライゼーションスプリント

問5 下顎を新たな顎位に誘導し，下顎頭や関節円板の位置を整復するスプリントは

答5 リポジショニングスプリント

問6 全歯列の咬合面を被覆し，最後臼歯の咬合面の突起が対合歯と接触するスプリントは

答6 ピボットスプリント

解説 ピボット＝突起

問7 上顎前歯の切縁と口蓋を被覆し，閉口時に下顎前歯のみが咬合接触する前歯型スプリントは

答7 リラクセーションスプリント

☑ チェック項目リスト（五十音順索引）

歯・口腔の構造と機能

ソ

タ

チ

テ

ト

ナ

◇参考文献一覧

1～9章（口腔・顎顔面解剖学）

1) 桐野忠大ほか：口腔解剖．医歯薬出版，東京，1983.
2) 石上新一：歯牙解剖と歯型彫刻．医歯薬出版，東京，1971.
3) 関西地区歯科技工士学校連絡協議会：歯科技工学実習帳/歯の解剖学・歯科理工学．第3版，医歯薬出版，東京，1994.
4) 藤田恒太郎ほか：歯の解剖学．第21版，金原出版，東京，1976.
5) 石川悟朗ほか編：カラー版歯学大事典．永末書店，京都，1976.
6) 中原泉編集代表：新常用歯科辞典．第2版，医歯薬出版，東京，1979.
7) 藤田恒太郎：歯の組織学．医歯薬出版，東京，1966.
8) 保母須弥也ほか：咬合学事典．書林，東京，1978.
9) 和久本貞雄ほか：最新保存修復．第2版，医歯薬出版，東京，1995.
10) 細川　宏ほか：簡明解剖学．医歯薬出版，東京，1969.
11) 黒須一夫ほか：現代小児歯科学―基礎と臨床―．第5版，医歯薬出版，東京，1994.
12) 佐伯政友：歯科技工士教本/歯の解剖．医歯薬出版，東京，1976.
13) 井出吉信ほか：新歯科衛生士教本/解剖学・組織発生学・口腔解剖学．第2版，医歯薬出版，東京，1996.
14) 佐伯政友ほか：歯科技工士教本/歯の解剖学．医歯薬出版，東京，1990.
15) 佐伯政友ほか：歯科技工士教本/歯の解剖学．医歯薬出版，東京，1994.
16) 高橋常男ほか：新歯科技工士教本/歯の解剖学．医歯薬出版，東京，2007.
17) 関西北陸地区歯科技工士学校連絡協議会 編：歯科技工学実習トレーニング/歯の解剖 歯のデッサンと歯型彫刻．医歯薬出版，東京，2011.
18) 全国歯科技工士教育協議会編：最新歯科技工士教本　口腔・顎顔面解剖学．医歯薬出版，東京，2016.

10～15章，付章（顎口腔機能学）

1) 渡辺嘉一ほか：歯科技工士教本/顎口腔機能学．医歯薬出版，東京，1995.
2) 丸山剛郎：臨床生理咬合-顎口腔機能の診断と治療．医歯薬出版，東京，1988.
3) U. Posselt著，沖野節三監訳：咬合の生理とリハビリテーション．医歯薬出版，東京，1971.
4) 横塚繁雄ほか：歯科技工士教本/歯冠修復技工学-歯冠修復編．医歯薬出版，東京，1989.
5) W. B. Russel et al：An Atlas of Cast Gold Procedures. 1 st ed., Uni-Tro College Press, California, 1964.
6) 権田悦通ほか：歯科技工士教本/有床義歯技工学-全部床義歯技工学．医歯薬出版，東京，1994.
7) 羽賀通夫：咬合学入門．医歯薬出版，東京，1980.
8) G. S. Monson：Occlusion as applied to crown and bridge work. J. Natl. Dent. Assoc., 7（5）：404, 1920.
9) N. F. Guicht著，波多野泰夫編訳：ギシェーの咬合治療入門．ヨシダ，東京，1982.
10) 亀井輝弥：歯科技工アトラス．新歯会，大阪，1979.
11) 波多野泰夫：咬合処方入門．デンタルフォーラム，東京，1987.
12) Lundeen著，末次恒夫訳：咬合解剖入門．
13) 補綴臨床別冊/咬合の診断と再構成．医歯薬出版，東京，1981.
14) リンガライズドオクルージョンの臨床．QDT，20：1995.
15) 祇園白信仁ほか編：無歯顎補綴治療の基本．口腔保健協会，東京，2005.
16) 新谷明喜ほか：新歯科技工士教本/顎口腔機能学．医歯薬出版，東京，2007.
17) 志賀博ほか：最新歯科技工士教本/顎口腔機能学．医歯薬出版，東京，2016.

新・要点チェック　歯科技工士国家試験対策２　新出題基準準拠
歯・口腔の構造と機能
口腔・顎顔面解剖学，顎口腔機能学　　ISBN978-4-263-43082-8

2020 年 6 月 10 日　第 1 版第 1 刷発行
2023 年 1 月 20 日　第 1 版第 2 刷発行

編　者　関　西　北　陸　地　区
歯科技工士学校連絡協議会
発行者　白　石　泰　夫
発行所　医歯薬出版株式会社
〒113-8612　東京都文京区本駒込 1-7-10
TEL.（03）5395-7638（編集）・7630（販売）
FAX.（03）5395-7639（編集）・7633（販売）
https://www.ishiyaku.co.jp/
郵便振替番号　00190-5-13816

乱丁，落丁の際はお取り替えいたします　　印刷・三報社印刷／製本・皆川製本所